· 老年健康系列丛书 ·

邱培媛　宋小珍 ◆ 主编

老年痴呆照护

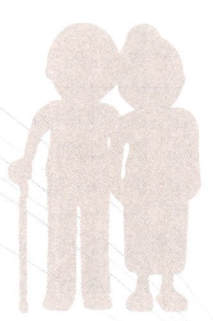

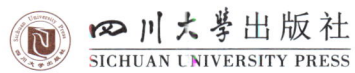

图书在版编目（CIP）数据

老年痴呆照护 / 邱培媛，宋小珍主编. -- 成都：四川大学出版社，2025.1. -- （老年健康系列丛书）.
ISBN 978-7-5690-7629-5

Ⅰ．R473.74

中国国家版本馆 CIP 数据核字第 20258N3V35 号

书　　名：	老年痴呆照护
	Laonian Chidai Zhaohu
主　　编：	邱培媛　宋小珍
丛 书 名：	老年健康系列丛书

选题策划：周　艳
责任编辑：倪德君
责任校对：敬雁飞
装帧设计：墨创文化
责任印制：李金兰

出版发行：四川大学出版社有限责任公司
　　　　　地址：成都市一环路南一段 24 号（610065）
　　　　　电话：（028）85408311（发行部）、85400276（总编室）
　　　　　电子邮箱：scupress@vip.163.com
　　　　　网址：https://press.scu.edu.cn
印前制作：成都墨之创文化传播有限公司
印刷装订：成都金龙印务有限责任公司

成品尺寸：145mm×210mm
印　　张：7
字　　数：169 千字

扫码获取数字资源

版　　次：2025 年 2 月 第 1 版
印　　次：2025 年 2 月 第 1 次印刷
定　　价：45.00 元

四川大学出版社
微信公众号

本社图书如有印装质量问题，请联系发行部调换

版权所有 ◆ 侵权必究

编委会

主　编：邱培媛　宋小珍

副主编：万　洋　蒋莉君　蔡　燕

编　委：夏　倩　刘　娟　宫晓鸿　李　畅　杨　娜
　　　　刘　娅　李　艳　肖青青

秘　书：师赛龙　廖诗艺

前言

随着全球老龄化进程的加速，痴呆已经成为一个日益严重的公共卫生问题。据世界卫生组织统计，2019年全球范围内超过5700万人罹患痴呆，预计到2050年，这一数字将达到约1.5亿人。在我国，随着人口老龄化趋势日益显著，痴呆患者的数量也急剧攀升。最新发布的《中国阿尔茨海默病报告2024》显示，我国目前的阿尔茨海默病患者超过1600万人，成为全球受此病影响最严重的国家之一。这一现象引发了社会各界的广泛关注，因为痴呆不仅严重影响患者的生活质量，还给整个社会的医疗体系、经济发展和社会保障制度带来了前所未有的严峻挑战。

作为一种进行性、不可逆的神经退行性疾病，痴呆给患者及其家庭带来了深重和持久的痛苦与负担。随着疾病进展，患者的认知功能（如记忆力、语言能力和行为控制能力等）逐渐下降，直至丧失基本的生活自理能力。在痴呆的中晚期，患者常常出现进食困难、睡眠障碍、精神行为和情绪方面的复杂症状，使得家庭照护者面临极大的心理和生理压力。许多家庭照护者在努力平衡工作与照护责任的过程中感到力不从心，甚至不得不放弃自己的职业生涯，全身心投入到患者的照护中。然而，这种照护模式往往是以照护者自身的健康为代价的。长期的压力与情绪负担，使得他们更容易陷入焦虑和抑郁的泥潭，心理疾病的发生率也显著高于普通人群。对于那些缺乏足够社会支持的家庭照护者来说，这种情况更是雪上加霜。

除了对家庭的直接影响，痴呆患者的治疗和照护管理对整个社会也是一项重大挑战。痴呆患者不仅需要持续性的长期照护，而且随着病情进展，其对照护的需求会急剧增加。而目前我国医疗和社会支持系统尚未完全成熟，专业的照护服务和医疗资源多处于供不应求的状态，特别是在农村地区。因此，我国痴呆患者的照护模式仍然以传统的家庭照护为主。更为复杂的是，痴呆患者往往同时患有高血压、糖尿病、心血管疾病等其他慢性疾病，使得照护工作更加复杂和繁琐，照护负担沉重。随着未来痴呆患者群体的不断扩大，这一负担或将进一步加剧，成为全社会亟待解决的难题。

尽管痴呆病情的进展不可逆转，但优质的照护却能够在一定程度上延缓患者认知能力的衰退速度，推迟其进入完全依赖他人照护的进程，并且大幅度改善患者的生活质量。例如，合理的营养搭配、规律的生活作息、适度的认知训练和社会互动等，均有助于维持患者的基本生活能力水平。此外，针对痴呆患者的个性化照护也被证明具有显著效果。例如，照护者可以根据患者的生活习惯和兴趣爱好，量身定制活动计划，不仅能增强患者情绪的稳定性，还能降低精神行为症状出现的频率。

同时，高质量的照护还能够减轻家庭照护者的心理负担，从而提高整个家庭的生活质量。当患者的需求得到充分满足时，照护者的压力也会相对减轻。此外，良好的照护规划和资源利用可以避免患者在疾病进展过程中频繁住院，既能减轻患者家庭在经济和照护方面的双重负担，还能有效缓解医疗系统的压力，进而减轻全社会的压力。因此，高质量的照护不仅关乎患者个人的福祉，也对整个社会的健康发展具有重要意义。

我们编写本书的目的正是为痴呆患者的照护者提供切实可行的帮助。本书不仅阐述了痴呆的基础知识，更汇集了众多应对痴呆患者日常生活挑战的有效技巧与策略。在编写过程中，我们特别聚焦于患者在进食、情绪管理、精神行为症状等方面的难题，为照护者提供详尽而具体的指导和建议。例如，如果患者不愿意进食时，照护者该如何调整饮食结构和进食方式？当患者出现攻击性行为或认知障碍加剧时，照护者该如何应对？这些都是痴呆患者的日常照护中屡见不鲜的问题，而通过采纳本书中科学合理的应对策略，可以有效改善患者的生活质量，减轻照护者的负担。

更重要的是，我们深知照护者自身的身心健康同样不容忽视。长期的照护工作往往令照护者身心俱疲，甚至产生负面情绪。因此，本书中还专门设立独立章节，帮助照护者识别自己在照护过程中可能遭遇的焦虑、抑郁等情绪问题，并提供了如何通过自我调整和外部援助来缓解这些问题的建议。照护者的健康是确保痴呆患者获得高质量照护的基础，只有照护者拥有良好的身心状态，才能为患者提供更高质量的照护。

我们期盼更多的家庭能够通过本书获得帮助，掌握科学的照护方法，减轻痴呆带来的负担和压力。同时，我们也寄望本书能促进全社会共同努力，给予痴呆患者更多的关爱，为他们及其家庭提供更为全面和有力的支持。愿每位照护者都能在这条崎岖不易的照护旅程中，寻获科学且有效的照护之道，帮助患者渡过一个有尊严、有质量的晚年。

衷心感谢参加本书编写的所有专家！你们知识的汇集将为无数痴呆患者及其家庭带来希望与帮助。正是因为你们的努力，本书才能成为他们在艰难旅程中的指引。愿我们的共同努力，能在这段挑战中为他们带去温暖与光明。

目 录

第一章　认识痴呆 …………………………………… 1
一、什么是痴呆？ ………………………………… 2
二、如何区分正常老龄化和痴呆？ ……………… 4
三、哪些原因可能导致痴呆？ …………………… 10
四、痴呆是如何影响个体的？ …………………… 18

第二章　痴呆治疗 …………………………………… 23
一、痴呆治疗的意义 ……………………………… 24
二、痴呆治疗的风险 ……………………………… 26
三、痴呆的药物治疗 ……………………………… 28
四、痴呆的非药物治疗 …………………………… 33

第三章　痴呆的常见合并症 ………………………… 47
一、痴呆合并脑血管疾病 ………………………… 49
二、痴呆合并高血压 ……………………………… 52
三、痴呆合并糖尿病 ……………………………… 56
四、痴呆合并肺炎 ………………………………… 58

I

五、痴呆合并静脉血栓栓塞性疾病 …………… 63
　　六、痴呆合并疼痛 ……………………………… 68
　　七、痴呆合并便秘 ……………………………… 73
　　八、痴呆合并视力损害 ………………………… 78
　　九、痴呆合并听力损失 ………………………… 82

第四章　生活照护 …………………………………… 87

　　一、当患者出现进食问题时，该如何照护？ ………… 88
　　二、当患者出现睡眠问题时，该如何照护？ ………… 102
　　三、当患者出现卫生清洁问题时，该如何照护？ … 110
　　四、当患者穿衣不合时节时，该如何照护？ ………… 123
　　五、如何对患者进行运动照护？ ……………… 127
　　六、当患者出现安全问题时，该如何照护？ ………… 132
　　七、当患者做不好事的时候我们应该全权代理吗？ … 142

第五章　精神行为症状照护 ………………………… 145

　　一、当患者说出现幻视/幻听时怎么办？ ………… 146
　　二、当患者说身边有人要伤害自己时怎么办？ …… 150
　　三、当患者出现攻击行为时怎么办？ ……………… 152
　　四、当患者一些行为或者言语有失大雅时怎么办？ … 156
　　五、当患者出现情绪低落时怎么办？ ……………… 160

六、当患者反复说同样的话、做同样的事情时怎么办？
.... 166
七、当患者认为配偶对自己不忠时怎么办？ 169
八、当患者说"不想活了"时怎么办？ 172
九、当患者出现藏东西、丢东西、囤积东西的情况时
怎么办？ 176

第六章 认知症状照护 179
一、当患者出现记忆力下降时怎么办？ 180
二、当患者出现时间感知问题时怎么办？ 184
三、患者反应变慢了怎么办？ 187
四、患者记不住事、丢三落四怎么办？ 191

第七章 照护者的自我照护 193
一、照护者将会面临的压力及其应对措施 194
二、当照护者出现抑郁、焦虑时该怎么办？ 200
三、当照护者出现睡眠质量问题时怎么办？ 207
四、照护者在哪些地方可以获得帮助 209

参考文献 211

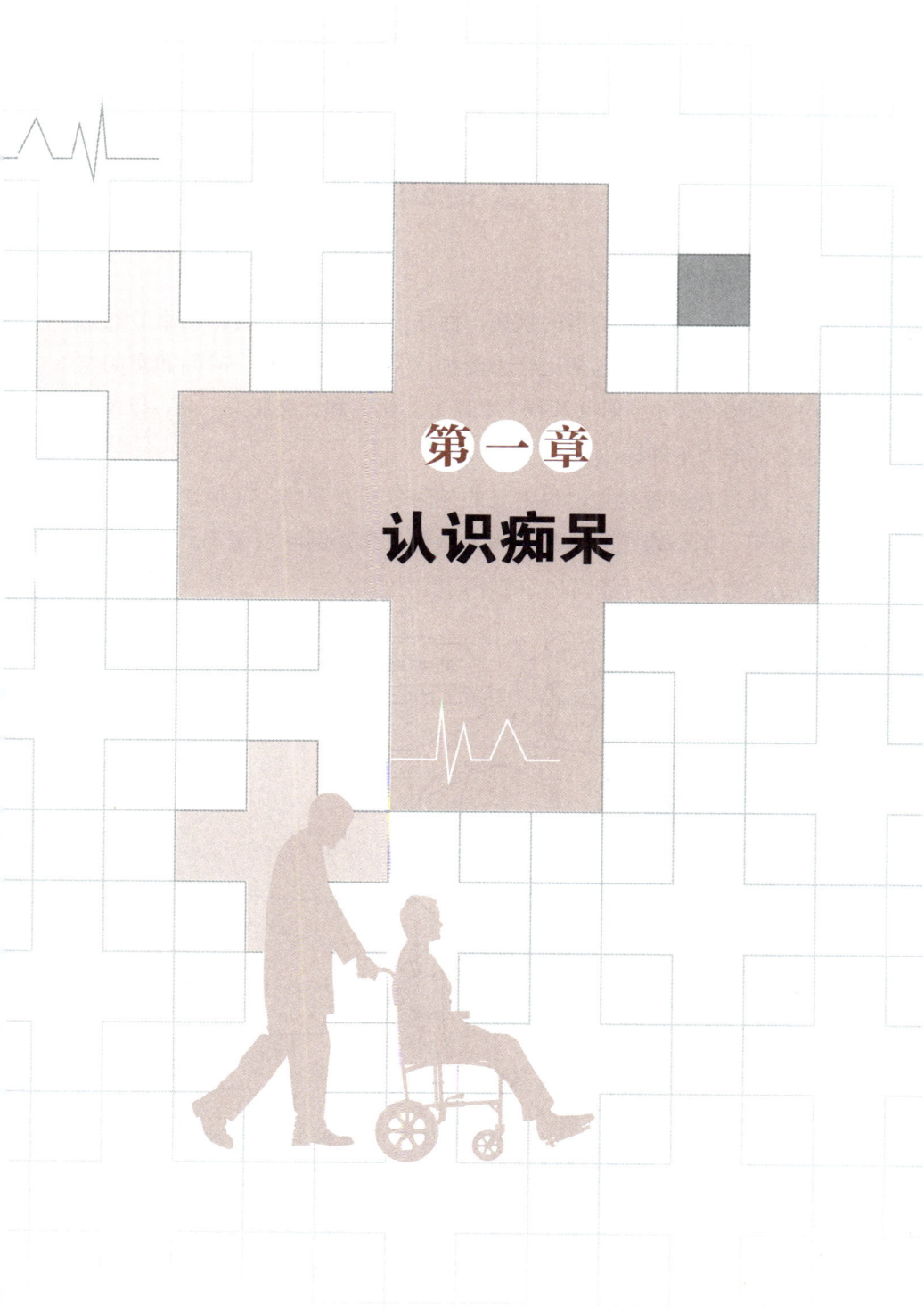

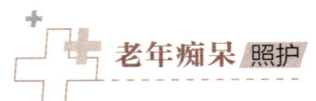

一、什么是痴呆？

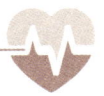

痴呆不是一种特指的疾病，而是一种综合征，会影响患者的认知功能，主要表现包括记忆力受损、言语功能受损、时间和空间定向力受损（分不清时间和找不到路）、学习和社交能力下降，以及日常生活能力下降等。

痴呆有多种类型，最常见的是阿尔茨海默病，其他还包括血管性痴呆、帕金森病性痴呆、路易体痴呆和额颞叶痴呆等。需要注意的是，部分患者可能同时存在不同类型的痴呆。

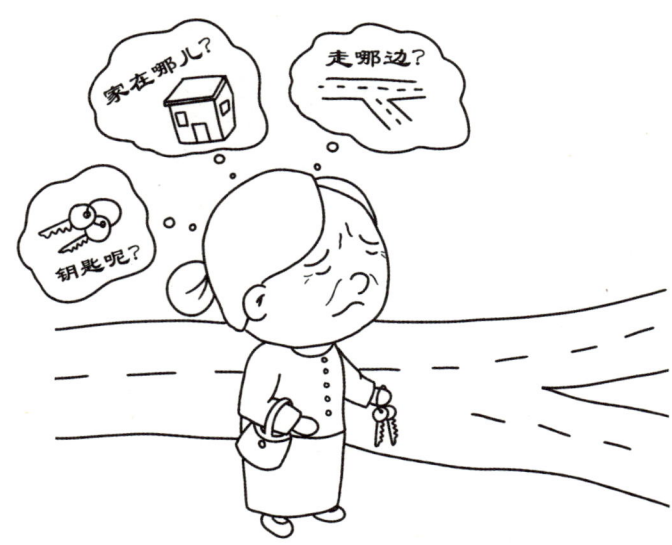

阿尔茨海默病是一种起病隐匿、进行性发展的神经退行性疾病。之所以说它隐匿，是因为在出现明显症状的 10～20 年之前，大

脑的病理性改变就已经开始了，如大脑中出现了不好的蛋白质及神经元死亡等。通常把阿尔茨海默病的病程分为三个阶段。

第一阶段是临床前阶段，即出现明显症状的 10～20 年之前。尽管此时大脑已经开始出现病理损害，但由于代偿的作用，个体的认知功能没有受到明显的损害。

第二阶段是轻度认知功能下降阶段。随着疾病的进展，代偿作用不足，开始出现轻微认知功能下降，但仍在正常范围内。在这个阶段，临床症状已经出现，但不容易被察觉，常常被当作是老年人健忘而已。

第三阶段是痴呆阶段。患者的认知功能加速下降，逐渐发展为轻度、中度和重度痴呆。

虽然阿尔茨海默病还没有治愈的方法，但是良好的照护能够有效延缓患者的认知功能下降，提高患者和照护者的生活质量。

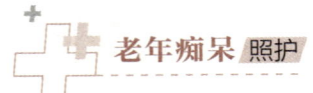

二、如何区分正常老龄化和痴呆？

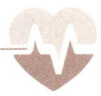

我们先来感受一下两个场景的区别。

场景1： 张婆婆找不到钥匙了。她想："我的钥匙放哪儿了呢？"于是，她开始回忆：我刚刚开门进屋，换鞋之后就坐在沙发上看了一会儿电视，然后就去厨房煮饭了。于是她就去沙发周围找了一下钥匙。果然，钥匙放在了沙发的扶手上。找到钥匙，张婆婆还不忘感叹一句："我是不是痴呆了，经常到处找钥匙！"

场景2： 李婆婆的钥匙找不到了。她的女儿问她："你买菜回来是自己开门进屋的吗？"李婆婆说："好像是。"女儿又问："你想想，回家后都在哪些地方待过？"李婆婆有些记不起了。家人在屋子里翻遍了都没能找到李婆婆的钥匙，结果吃饭的时候在冰箱里发现了。

随着年龄的增加，老年人往往出现健忘的情况。有些健忘是因为注意力不集中、没有把物品放到习惯的位置等引起的，通常通过旁人提醒或者自己的努力，老年人往往可以再次想起来。例如，场景1中的张婆婆通过回忆找到了钥匙。但有些健忘是真的遗忘，即便有人提醒，也完全想不起刚才发生的事情。例如，场景2中的李婆婆，虽然有女儿的提醒，仍然想不起来把钥匙放在了哪里。

在轻度认知功能下降阶段和痴呆早期，痴呆的症状可能不容易被察觉，也不容易与老年人的健忘区分开来。不过，全球研究人员经过几十年的研究，总结出痴呆（阿尔茨海默病）十大早期症状，可以帮助我们尽早发现问题。

（一）记忆力下降

痴呆患者容易忘记最近发生的事情，而且怎么提醒也想不起来；他们可能忘记和朋友的约会，可能反复问同一个问题或者说同样的事情，却记不得自己问过或者说过；他们越来越依靠记事本才能记住要做的事情。阿尔茨海默病首先影响的是近期记忆，然后是远期记忆，所以早期通常表现为记不住近期的事情，而对往事是记得清楚的。

（二）做擅长的事情开始出现困难

家人可能会发现老年人以前做得好的事，现在却做不好了。例如，做的饭不如以前好吃了、不知道怎么存钱了、不会用手机了、不会买东西了等。

（三）做计划和解决问题的能力下降

家人可能会发现老年人做计划和解决问题的能力不如以前了。例如，无法完成生活计划安排，无法独立进行旅游安排，遇到需要做决策的时候不知道如何决策等。

（四）语言表达有困难

虽然我们都有过突然想不起来某个词语的经历，但是痴呆患者会频繁地出现找不到合适的词语来表达自己意思的情况。老年人可能会意识到自己在交流上出现问题，会用其他表述代替他们想要说的那个词。例如，他们想不起"手表"怎么说，可能就会说"就是那个戴在你手腕上的东西"。

（五）分不清时间和地点

痴呆患者经常不知道现在是几月几日，甚至分不清上午和下午。有的患者分不清方向，在熟悉的地方也会迷路。

（六）判断力和警觉性下降

如果发现老年人花很多钱去买一些他们不用的物品，或者经常借钱给陌生人，那家人就应该警惕老年人是否出现判断力和警觉性下降。老年人的判断力和警觉性下降还会表现为吃不新鲜的食物、不梳洗、不注意个人卫生等。

（七）视空间能力受损

视空间能力受损表现为平衡力变差和对距离的判断出现问题，从而导致老年人经常绊倒、打翻和打碎物品。

（八）乱放物品，而且找不回来

家人可能会发现老年人经常乱放物品，如把钥匙放在洗衣机里、把手表放在冰箱里等，而且他们不能通过回忆把物品找回来。

（九）不愿意工作或者参加社交活动

家人可能会发现老年人对以前非常喜欢的事情变得不喜欢了。例如，以前喜欢下棋，现在不喜欢了；以前喜欢和朋友一起出去旅游，现在也不去了。这可能是因为他们已经感觉到自己出问题了，不想被别人发现，也有可能是觉得做这些事情有困难了，所以就不愿意再做了。

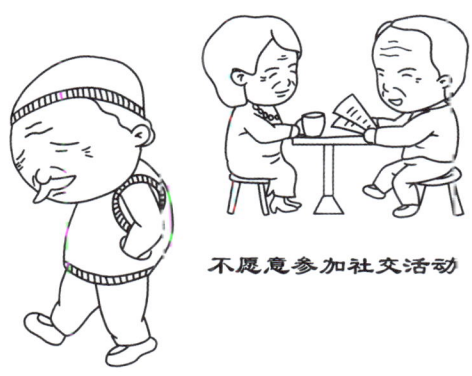

不愿意参加社交活动

（十）情绪和性格的改变

遇到事情的时候每个人都会有情绪波动，这很正常。但是痴呆患者的情绪和性格改变会更大一些。例如，因为一点儿小事大发雷霆，而以前并不会这样。此外，痴呆患者会表现出多疑（如怀疑配偶出轨）、焦虑和害怕。

生活中正常老龄化和痴呆会有哪些常见的区别呢？请见表1-1。

表1-1 正常老龄化与痴呆的区别

正常老龄化	痴呆
意识到自己的记忆力下降	意识不到记忆力问题
有时也会丢三落四、找不到物品，但是可以通过线索回忆或在他人的提醒下想起来	将物品放在不合适的地方，而且无法通过线索回忆找到丢失的物品，经他人提醒也不行
有时会忘记和他人约好的事情，但是会想起自己忘记了约会	经常忘记和他人约好的事情，而且想不起来和他人曾有过这个约定
偶尔会忘记今天是几号或者星期几，但稍后会弄清楚；在自己熟悉的地方不会走丢	经常会弄错季节、日期，甚至分不清是上午还是下午；在自己熟悉的地方也会迷路；有时会忘记自己在哪儿，是如何到那儿的
聊天时，有时会忘记某个词语，但之后想得起来	在聊天中突然停下来，忘记接下来要说什么；经常重复自己说过的话或者问题；经常忘记词语，语言表达困难
当日常生活中的某些事情发生变化时，会感到不开心	当日常生活中的某些事情发生变化时，变得非常激动
在金钱问题上偶尔会做出错误的决定	持续表现出较差的决策能力，如给推销员大量现金，或者办一些自己不用的卡，如健身卡、美容卡等
有时感到疲倦或疲惫，想待在家里休息	对以前感兴趣的事情不再感兴趣，也不愿意和他人交流，变得孤立

续表 1-1

正常老龄化	痴呆
学习新事物可能会慢一些，但是以前熟悉的工作和家务还是比较得心应手	学不会新事物，而且以前熟悉的工作或者家务也开始做得不如以前了
以上症状不会有很明显的变化	以上症状会变得越来越严重

严重的记忆力下降不是正常的衰老过程。随着年龄的增长，难以回忆起名字是很常见的，但不会严重到干扰正常生活。所以，当记忆力下降明显影响正常生活时，需要立刻就诊查明原因。

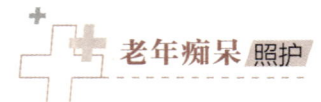

三、哪些原因可能导致痴呆？

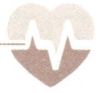

不同类型的痴呆病因是不同的。例如，血管性痴呆是由脑血管疾病（脑卒中和脑出血）引发，而阿尔茨海默病的病因尚不明确。全球很多研究人员致力于研究影响痴呆发病的因素或诱发条件。这些因素或诱发条件，在医学上被称为疾病的危险因素。

经过几十年的不懈努力，研究人员发现了很多与痴呆发生和发展相关的危险因素。这些危险因素中，有些是可以通过干预改善的，如高血压、高血脂、不健康的饮食和缺乏体力活动等，称为可干预的危险因素；而有些在现在的医疗水平下是无法干预的，如年龄和遗传，称为不可干预的危险因素。

了解痴呆的危险因素有助于帮助老年人积极预防痴呆，也可以在疾病发生的早期阶段尽早开展针对性的干预和治疗，延缓疾病的发展，延长寿命并提高生活质量。

（一）不可干预的危险因素

1. 年龄

年龄是痴呆的重要危险因素。痴呆的发病率随着年龄的增长呈现出上升的趋势。

2. 遗传

如果一个人的一级亲属（父母或亲兄弟姐妹）中有人患阿尔茨海默病，那么他/她本人患病的风险会升高。

研究发现有些基因通过影响大脑细胞的结构和功能,可能增加个体患痴呆的风险。在这些基因中,最为重要的一个基因是载脂蛋白E(APOE)基因。该基因有三种形式,分别是 *APOE-e2*、*APOE-e3* 和 *APOE-e4*。携带 *APOE-ε4* 基因型的个体患阿尔茨海默病的风险会更高。

少数家庭存在早发型阿尔茨海默病的家族史,这是由致病基因突变引起的。这些基因包括淀粉样蛋白前体基因、早老素-1基因和早老素-2基因。携带这些基因突变的个体患痴呆的终身风险很高。

(二)可干预的危险因素

1. 饮食

很多研究发现,地中海饮食、DASH 饮食和 MIND 饮食有利于心脑血管健康,可能降低痴呆的发生风险。关于营养补充剂(维生素C、维生素D、维生素E等多种维生素,以及多不饱和脂肪酸、钙、锌等)作为痴呆预防因素的研究证据确有报道,但研究结果尚存在争议。

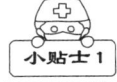

地中海饮食

地中海饮食是一种起源于地中海沿岸欧洲国家的饮食风格,2010年被联合国教科文组织列入非物质文化遗产。地中海饮食有助于预防糖尿病、保护认知功能、降低心脑血管疾病的发生风险。地中海饮食原则如下。

1）以种类丰富的植物性食品为基础，包括大量水果、蔬菜、土豆、五谷杂粮、豆类、坚果、种子。

2）对食物的加工尽量简单，并选用当地、应季的新鲜蔬菜和水果作为食材，避免微量元素和抗氧化成分的损失。

3）烹饪时用含不饱和脂肪酸的植物油代替含饱和脂肪酸的动物油及各种人造黄油，尤其提倡用橄榄油。

4）脂肪供能最多占膳食总能量的35%。

5）适量吃一些奶酪、酸奶类的乳制品，最好选用低脂或者脱脂乳制品。

6）每周至少吃2次鱼或者禽类。

7）每周最多吃7个鸡蛋。

8）用新鲜水果代替甜食。

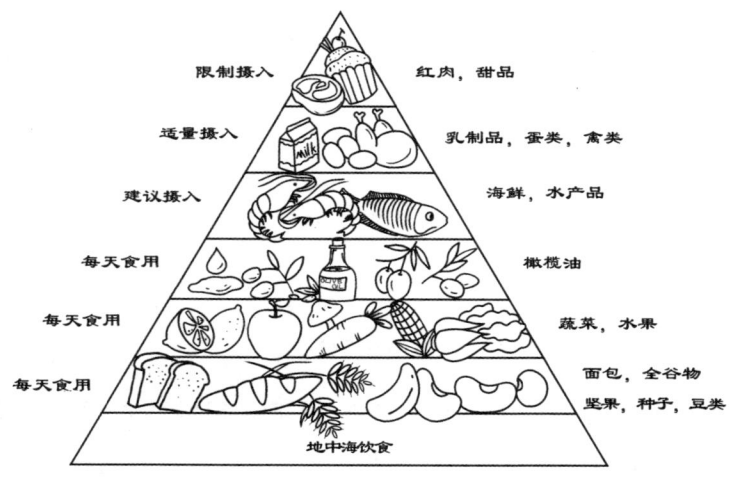

9）每月吃红肉总量不超过350～450克,而且尽量选用瘦肉。

10）适量饮用红酒(以240毫升的杯子为例,男性每日不超过2杯,女性不超过1杯),最好进食时饮用,避免空腹饮酒。

除膳食结构外,地中海饮食还强调健康的生活方式、乐观的生活态度,以及每日坚持运动。

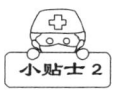
小贴士2

DASH饮食

DASH饮食是一种防治高血压的饮食模式,也适用于糖尿病患者。饮食原则如下。

1）日常蔬菜和水果加量,从而增加钾元素的摄入,可以有效降低血压。

2）增加粗粮、膳食纤维的摄入,如小麦面食、糙米、蚕豆、扁豆等。

3）减少盐的摄入(每日最多6克盐)。低盐饮食可以帮助降低血压,减少降血压药物的使用。建议多用清煮慢炖或蒸的方式准备食物。

4）增加低脂乳制品的摄入,如脱脂奶或低脂奶,如果乳糖不耐受,建议摄入零乳糖牛奶。

5）拒绝摄入含糖饮料。

6）购买食品时,多看营养成分表,尽可能选择低盐低脂的食品。

7）肉类摄入以禽肉、鱼肉为主，限制红肉和腌制肉类的摄入。

8）减少脂肪的摄入。

9）限制甜食和加工食品的摄入。

10）此饮食法不适用于肾功能不良者。

11）糖尿病患者在实行DASH饮食时，应注意避免摄取含糖过高的水果。

12）肠胃功能不佳者，建议多次少量增加对全谷类的摄取。

13）对坚果过敏的人，可用蔬菜、全谷根茎类、奶类代替。

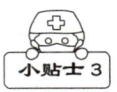

MIND 饮食

MIND饮食是一种针对脑健康的饮食模式，强调了增加新鲜蔬菜和浆果（一类多汁肉质单果的统称，如香蕉、番茄、葡萄、柿子、猕猴桃、草莓）的摄入，限制动物性和高饱和脂肪食物的摄入。MIND饮食由15类食物组成，包括10类有益于大脑健康的食物和5类不利于大脑健康的食物，详细推荐如表1-2所示。

表1-2 MIND饮食推荐

食物分类	食物	推荐食用频率
有益于大脑健康的食物	绿叶蔬菜	每周≥6份
	其他蔬菜	每日≥1份
	坚果	每周≥5份
	浆果	每周≥2份

续表 1-2

食物分类	食物	推荐食用频率
有益于大脑健康的食物	豆类	每周 ≥ 3 份
	全谷物	每日 ≥ 3 份
	鱼	每周 ≥ 1 份
	禽肉	每周 ≥ 2 份
	葡萄酒	每日 1 杯
	橄榄油	用油选择橄榄油
不利于大脑健康的食物	红肉及其制品	每周 < 4 份
	油炸制品和快餐	每周 < 1 份
	黄油和人造黄油	每日 < 1 汤勺
	奶酪	每周 < 1 份
	糕点和甜品	每周 < 5 份

注：1 杯 =240 毫升，1 汤勺 =10 克，全谷物 1 份 =1/2 杯，蔬菜 1 份 =1 杯，浆果 1 份 =1/2 杯，奶酪 1 份 =28 克，肉类 1 份 =70 克，坚果 1 份 =28 克，1 杯最常见葡萄酒相当于含纯酒精 14 克。

2. 生活行为方式

1）吸烟和饮酒。研究发现，与从不吸烟的人相比，吸烟的人患痴呆的风险增加，而戒烟可降低患痴呆的风险。此外，研究证据表明大量饮酒与大脑结构改变、认知功能下降和痴呆有关。过量饮酒会让大脑体积缩小，影响大脑功能。

2）体力活动不足。许多研究发现，运动可以缓解心理压力，降低心血管疾病发生的风险，而且有利于清除大脑中的有害物质。但哪种类型的运动、多高的运动频率、多大的运动强度及每次多长时间的运动对降低痴呆的风险最有效尚没有定论。

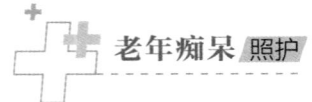

3. 健康状况

1）超重和肥胖。超重和肥胖是很多慢性疾病的危险因素。研究发现，体重指数[BMI，计算公式为BMI＝身高（米）/体重（千克）的平方]与痴呆相关。中年时期（35～65岁）超重（23.9≤BMI＜28）的人群患痴呆的风险比体重正常（18.5≤BMI＜23.9）的人群高，而中年时期肥胖（BMI≥28）的人群患痴呆的风险更高。

2）高血压。中年时期持续高血压者，晚年患痴呆的风险比血压正常的人高。研究表明，使用降血压药物将血压控制在正常水平，可以降低高血压患者罹患痴呆的风险。

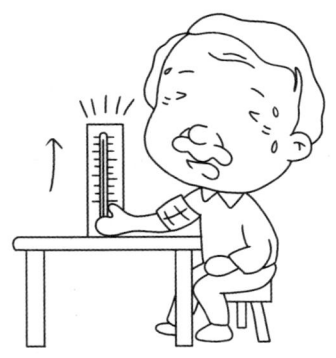

3）糖尿病。研究显示，糖尿病患者罹患痴呆的风险比血糖正常的人高，而且血糖控制越差，患痴呆的风险越高。

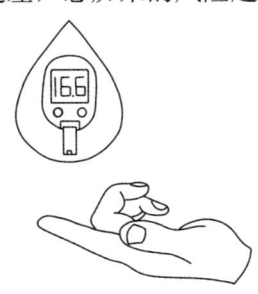

4）高胆固醇血症。研究发现，中年时期持续血清总胆固醇过高与罹患痴呆的风险增加有关。高胆固醇血症不仅与心脑血管疾病的发生有关，还与阿尔茨海默病的发生有关。

5）睡眠问题。睡眠问题可表现为嗜睡、失眠、睡眠质量差、昼夜节律异常、失眠和阻塞性睡眠呼吸暂停等。睡眠的一个重要功能是清除大脑中的有害物质。睡眠问题可能会干扰大脑的血液流动和正常的大脑活动模式，从而增加罹患痴呆的风险。

6）听力下降。研究发现，痴呆的患病率随着听力下降严重程度的增加而增加。听力下降会对老年人的日常生活和社交造成严重影响，进而导致沮丧感和孤独感的产生，影响老年人的认知功能。

7）脑外伤。脑外伤可以直接损伤脑细胞，或者导致脑内出血从而间接损伤脑细胞，破坏脑组织。有明确脑外伤的患者罹患阿尔茨海默病的风险增加，并且随着脑外伤次数和严重程度的增加而增加。

4. 社会心理因素

1）抑郁。抑郁与痴呆的关系比较复杂。一方面，有研究发现有抑郁症病史的人群发生痴呆的风险更高；另一方面，也有研究认为抑郁症状可能是痴呆的早期表现，或者这两种病有着共同病因。

2）社交隔离。老年人可能因为身体状况不佳，如听力下降或视力下降而减少出门次数，导致社交隔离，缺乏与他人的交流。有研究表明，社交活动的减少会增加老年人罹患痴呆的风险，但社交活动减少也可能是痴呆的早期症状之一。

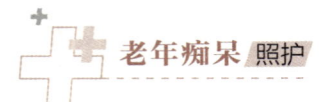

四、痴呆是如何影响个体的？

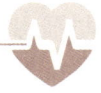

痴呆患者的行为举止和情绪往往与常人不同，这种差异主要是由大脑的损伤引起的。大脑是人体中最复杂精妙的器官，大脑损伤会导致情绪、性格和认知功能的变化。对于痴呆患者而言，大脑的损伤主要体现在日常生活能力受损、认知功能下降和出现精神行为症状。

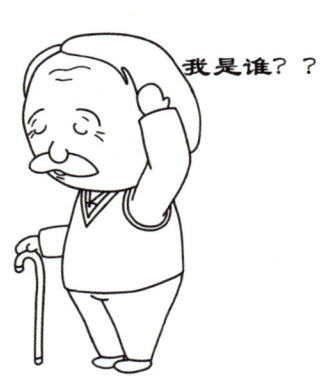

（一）日常生活能力受损

日常生活能力受损包括基本生活能力受损和工具性生活能力受损。基本生活能力受损是指患者在穿衣、进食、梳头、洗澡、大小便等基本的生活活动上需要他人的帮助。工具性生活能力受损是指患者不能独立完成打电话、旅行、购物、理财、做饭、整理家务等活动。

（二）认知功能下降

认知功能下降包括记忆力、定向力、计算能力、逻辑推理能力、抽象思维能力、语言能力、视空间能力和执行功能等出现障碍。

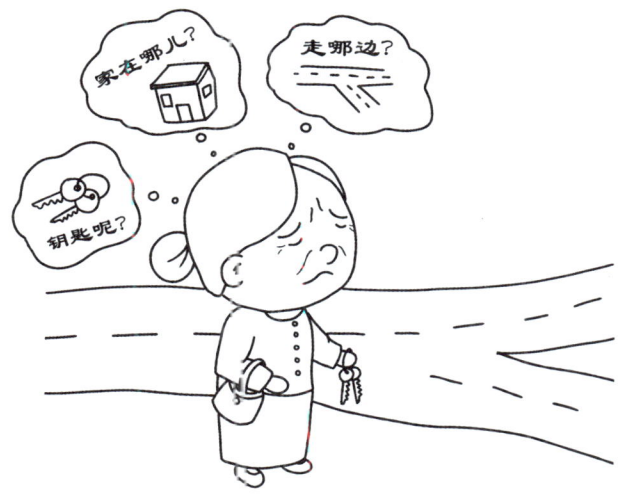

1. 记忆力障碍

记忆力障碍是痴呆患者的核心症状。起初患者表现为近期记忆障碍，如经常丢失物品、忘记约会或承诺、反复询问同一件事等。随着病情的进展，患者会出现远期记忆障碍，如忘记自己生命中曾经发生的重要事件等。

2. 定向力障碍

定向力包括时间定向力、空间定向力和人物定向力。时间定向力障碍具体表现为患者对事情发生的时间顺序记忆混乱，或忘记今天是何年何月。空间定向力障碍表现为忘记熟悉的路线（如回家的路），或在自己家中找不到房间等。人物定向力障碍表现为不认识家

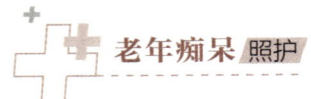

人和朋友。

3. 计算能力障碍

计算能力障碍表现为难以完成简单的计算，如难以完成100以内的加减法。在生活中表现为不能结算账单、弄错物品的价格及找错零钱等。

4. 逻辑推理和抽象思维能力障碍

逻辑推理和抽象思维能力障碍表现为患者不能解决具体的问题，难以对一些常见的信息进行识别，如不认识交通信号，对电视和故事情节不能理解等。患者缺乏联想能力，不能回答别人提的问题，或者对于所提的问题总是重复同一句回答。对于新事物表现出茫然和难以理解，如对最新的电子产品束手无策。

5. 语言能力障碍

语言能力障碍表现为失语症。痴呆患者往往表现为说话无序、内容空洞、忘记单个词语，甚至难以叫出常用物品和熟人的名字。

6. 视空间能力和执行功能障碍

视空间能力和执行功能障碍可表现为患者在空间想象中表现得比一般老年人差。

（三）出现精神行为症状

痴呆患者常出现的精神行为症状包括抑郁、焦虑、幻觉、妄想、过度兴奋和喜悦、淡漠和易怒等。

1. 抑郁

抑郁表现为情绪低落、时常哭泣。

2. 焦虑

当患者和家人分开时，表现出沮丧，常常有呼吸急促、叹气、不能放松等过度紧张的表现。

3. 幻觉

幻听表现为听到并不存在的声音或者与并不存在的人进行对话。幻视表现为看到不存在的画面，如在天花板上或者房间内看见蛇虫。幻触表现为在并没有任何触摸刺激的情况下，感觉到身体被触摸，或者手臂上有虫类爬过。

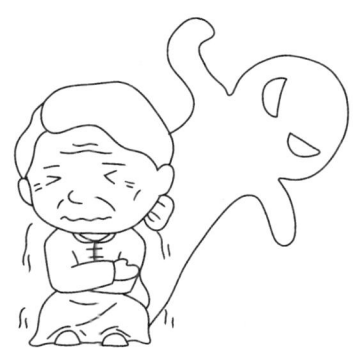

4. 妄想

怀疑自己被偷窃或有人要伤害自己。

5. 过度兴奋和喜悦

患者常表现出过度的快乐。

6. 淡漠

患者对周遭事物乃至自己漠不关心。

7. 易怒

患者缺乏耐心，脾气暴躁。

8. 重复行为

表现为重复性的活动,如在屋子里闲逛、不断按按钮等。

9. 昼夜节律紊乱

表现为白天嗜睡,晚上兴奋不已、难以入眠。

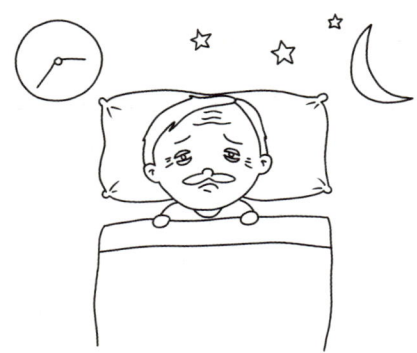

10. 人格改变

患者变得孤僻、自私,行为与身份和素质修养不符。例如,有的痴呆患者与小孩争抢东西、在公众场合大小便、喜欢收集破烂等。

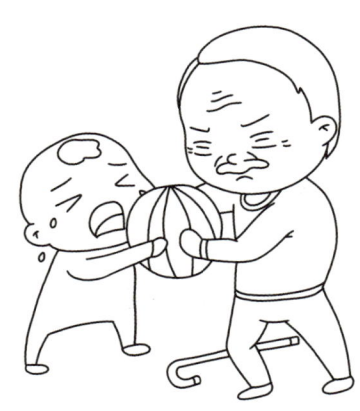

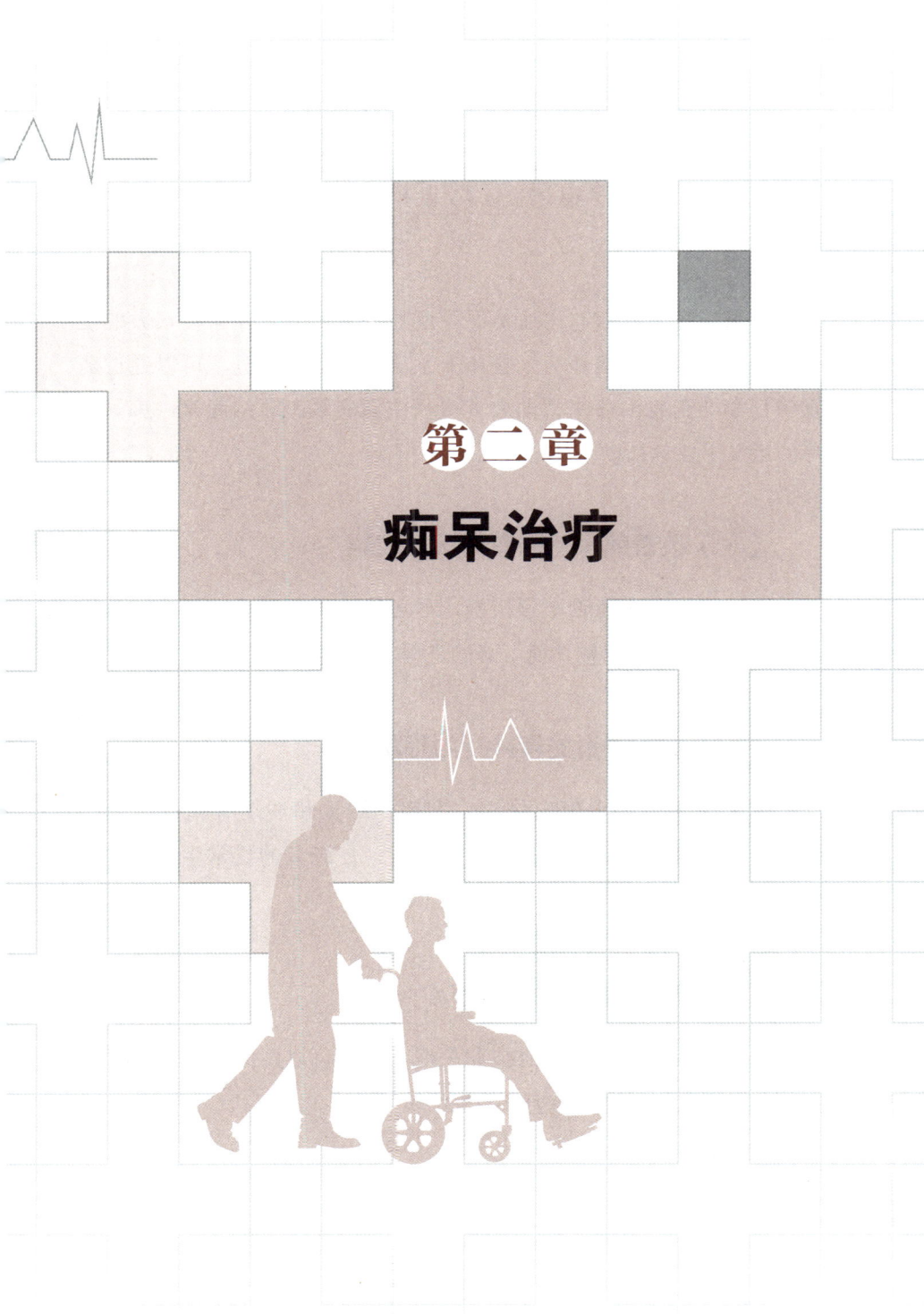

一、痴呆治疗的意义

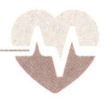

痴呆的病因复杂,往往是不可逆的,痴呆的治疗面临很大的挑战。然而,治疗仍然是痴呆整体干预的重要组成部分,可以通过药物治疗和非药物治疗来帮助患者提高生活质量。总结起来,痴呆治疗的意义主要包括以下几个方面。

(一)改善或保持患者的认知功能

通过药物和非药物干预措施,尽可能改善患者的记忆力、思维和理解能力,延缓认知功能下降的进程。

(二)控制患者的精神行为症状

痴呆患者常常表现出焦虑、抑郁、幻觉和冲动等精神行为症状,治疗的目标是减轻或控制这些症状,使患者的日常生活更加稳定和舒适。

(三)减轻照护者的负担

痴呆患者需要长期的照护和关注,治疗可以帮助减轻照护者的身体和心理负担,提高照护者的生活质量。

(四)保持患者的社会功能

治疗可以帮助患者维持一定的社交和生活能力,使他们能够继续参与家庭和社区活动,延缓疾病的发展。

(五)建立支持系统

治疗过程中,患者和照护者可以与医护团队建立密切的合作关系,并参与支持小组和康复计划。这可以为他们提供情感支持、实用建议和资源,帮助他们更好地应对疾病挑战。

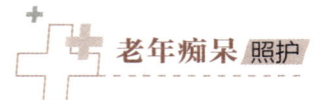

二、痴呆治疗的风险

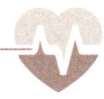

痴呆治疗中也可能存在一些风险,这些风险需要与患者和照护者进行充分的沟通。以下是一些常见的治疗风险。

(一)药物不良反应

一些用于治疗痴呆的药物可能会引起不良反应,如恶心、呕吐、头痛等。在使用药物治疗时,照护者需要随时监测患者的反应,发现不良反应时及时向医生反馈,医生会根据需要调整药物剂量或更换为其他药物。

(二)药物相互作用

痴呆患者可能同时服用多种药物,药物之间相互作用的风险较高。药物相互作用可能导致不良反应,增强或降低药物疗效,因此照护者需要告知医生患者的所有用药情况,以便于医生进行评估和调整,确保药物之间没有不良的相互作用。

(三)情绪问题

患者在治疗过程中可能会出现情绪波动、挫折感和困惑。因此,治疗过程中需要提供心理支持和适当的辅助措施,帮助患者应对这些问题。

总之，痴呆的治疗虽然存在一定的风险，但也带来了许多益处。治疗可以延缓认知功能下降、提高生活质量、减轻照护者负担，并帮助患者维持社交功能和建立支持系统。为了获得最佳效果，治疗应该是综合性的，应制定涉及药物治疗、非药物干预和心理支持的综合治疗方案。

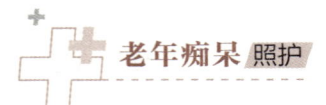

三、痴呆的药物治疗

除了提供日常生活支持和情感关怀外，药物治疗也是痴呆管理的重要方面之一。本节将介绍痴呆的药物治疗，重点关注对照护者的指导和建议。

（一）常用药物

痴呆的药物治疗旨在改善患者的认知功能、延缓病情进展，并提高患者的生活质量。目前，有两类获批的治疗痴呆的药物，包括延缓早期阿尔茨海默病进展的药物（淀粉样蛋白靶向治疗），以及缓解阿尔茨海默病某些症状的药物（认知症状治疗和非认知症状治疗）。

1. 淀粉样蛋白靶向治疗

研究显示，接受淀粉样蛋白靶向治疗患者的认知功能（包括记忆力和定向力）和社会功能（包括管理个人财务和做家务的能力）的下降趋势均有所减缓。

但是，淀粉样蛋白靶向治疗也存在不良反应，包括严重的过敏反应、视觉异常、输液相关反应、头痛和跌倒等。在进行药物治疗前，照护者请与医生充分交流，共同制订适合患者的治疗计划。

我国常用的淀粉样蛋白靶向治疗药物包括阿杜那单抗和勒卡内马布，二者都是抗淀粉样蛋白抗体，静脉给药，用于治疗早期阿尔茨海默病，包括轻度认知功能下降和轻度痴呆的患者。治疗前需要确定患者大脑中 β- 淀粉样蛋白水平有所升高。

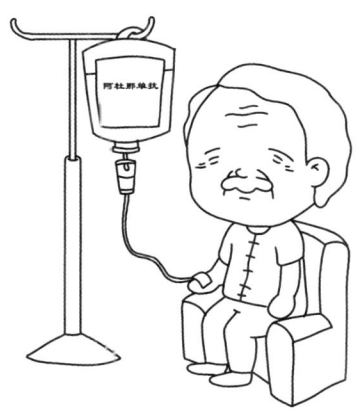

2.认知症状治疗

认知症状主要是与记忆力和思维能力障碍相关的症状。随着阿尔茨海默病的进展，脑细胞死亡，细胞之间的连接丧失，导致认知症状恶化。药物治疗虽然不能阻止阿尔茨海默病对脑细胞造成的损害，但可以减轻或稳定症状。

常用的认知症状治疗药物包括胆碱酯酶抑制剂和 N-甲基-D-天冬氨酸受体阻滞剂（NMDA 受体阻滞剂）。前者用于治疗与记忆力、思维、语言、判断和其他思维过程相关的症状，常用药物为多奈哌齐、卡巴拉汀和加兰他敏等；后者用于改善记忆力、注意力和执行力，主要药物为美金刚。临床上胆碱酯酶抑制剂和 NMDA 受体阻滞剂联合用药常用多奈哌齐和美金刚，用于治疗中度至重度的阿尔茨海默病，使用广泛且通常耐受性良好。

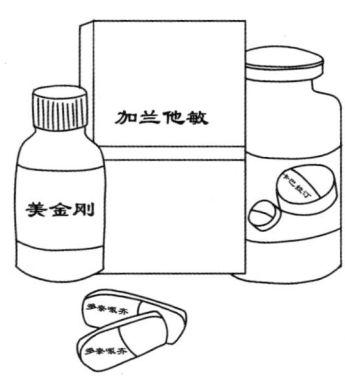

常用认知症状治疗药物的适应证和不良反应见表2-1。

表2-1 常用认知症状治疗药物的适应证和不良反应

药物	适应证	不良反应
多奈哌齐	阿尔茨海默病引起的轻度至重度认知症状	恶心、呕吐、食欲减退、肌肉痉挛和排便频率增加
加兰他敏	阿尔茨海默病引起的轻度至中度认知症状	恶心、呕吐、食欲减退和排便频率增加
卡巴拉汀	阿尔茨海默病或帕金森病引起的轻度至中度认知症状	恶心、呕吐、食欲减退和排便频率增加
美金刚	阿尔茨海默病引起的中度至重度认知症状	头痛、便秘、意识模糊和头晕
美金刚+多奈哌齐	阿尔茨海默病引起的中度至重度认知症状	恶心、呕吐、食欲减退、排便频率增加、头痛、便秘、混乱和头晕

3.非认知症状治疗

非认知症状主要是精神行为症状,如睡眠障碍、激越、幻觉和妄想等。尽管在使用药物之前我们会尝试非药物治疗来改善这些非认知症状，但是辅以药物治疗还是很有必要的。

1）食欲素受体阻滞剂：用于治疗失眠，其代表性药物为苏沃雷生，对轻度至中度阿尔茨海默病患者有效。

2）非典型抗精神病药：非典型抗精神病药是一组针对大脑中血清素和多巴胺化学途径的抗精神病药物，主要用于治疗精神分裂症和双相情感障碍。但是，非典型抗精神病药可能增加痴呆相关精神病老年患者的死亡风险，所以在使用该药物之前，请先尝试非药物治疗。目前我国已批准的非典型抗精神病药物为布瑞哌唑。

常用非认知症状治疗药物适应证和不良反应见表2-2。

表2-2 常用非认知症状治疗药物适应证和不良反应

药物	适应证	不良反应
苏沃雷生	轻度至中度阿尔茨海默病患者的失眠	警觉性和运动协调性受损，抑郁或自杀念头加重，复杂的睡眠行为、睡眠麻痹，呼吸功能受损
布瑞哌唑	阿尔茨海默病引起的痴呆相关激越	体重增加、嗜睡、头晕、普通感冒症状、烦躁不安或感觉需要移动；严重不良反应警告：痴呆相关精神病老年人死亡风险增加

（二）药物治疗期间的注意事项

无论是哪类药物治疗，对于照护者而言，以下是一些共同的建议。

1. 遵循医生的指导用药

药物治疗应该在医生的指导下进行。医生会根据患者的具体情况和病情严重程度，制定合适的治疗方案，并对药物的使用方法、剂量和使用时间进行指导。

2. 注意药物的不良反应

照护者应密切关注患者服药后的身体反应，并及时与医生沟通。此外，照护者还应向医生说明患者其他疾病的用药情况，以避免药物相互作用产生不良反应。

3. 关注药物疗效和效果评估

照护者应密切关注患者的症状和认知功能变化，并及时与医生沟通。带患者定期进行评估和检查可以帮助医生确定是否需要调整治疗方案。

四、痴呆的非药物治疗

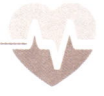

目前在延缓痴呆进程、改善患者认知功能和精神行为症状、提高患者生活质量和幸福感方面有许多非药物治疗方法。非药物治疗是药物治疗的有效补充，具有非侵入性、安全、可靠的特点。本部分将综合现有中高质量的痴呆治疗和管理相关临床指南内容，对指南中明确推荐使用的非药物治疗方法进行重点梳理和介绍。

（一）认知功能干预

1. 认知刺激

认知刺激是让痴呆患者参与一系列有助于增强其整体认知功能、维持社会功能的活动，延缓疾病的进展。认知刺激强调为患者创造良好的学习环境，鼓励他们积极思考、提问和自我表达，以此刺激神经系统，用非特异性方式提高他们的认知功能和社会功能。认知刺激有多种形式，下面主要介绍怀旧疗法和艺术疗法。

1）怀旧疗法：又称回忆疗法、缅怀疗法，指利用音乐、视频、照片、物品或生活故事等激发痴呆患者对过去事件或经历的回忆，鼓励他们谈论童年往事、年轻时的经历，并鼓励他们表达情感，从而帮助他们缓解不良情绪、减少过激行为等。怀旧疗法成本低、不良作用小，需要的操作技能简单，因此照护者容易实施。怀旧疗法可分为团体怀旧疗法和个体怀旧疗法。

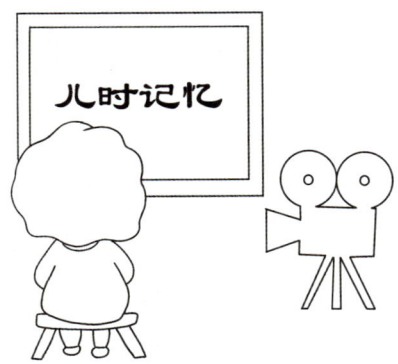

（1）团体怀旧疗法是以小组为单位，每个小组几人到几十人不等，将小组内所有成员聚集在一起，由一名主持人确定和宣布回忆主题。活动过程中，所有成员围坐在一起，相互认识、诉说个人以往经历。通过团体怀旧疗法，患者可以获得社交机会，并在分享过程中获得认同感及归属感。

（2）个体怀旧疗法则是一对一地引导痴呆患者回忆过去的经历、情感和思想，可以提高其幸福感及现阶段的生活质量。

照护者可根据患者自身需求和资源，在相关专业人士指导下，让患者参加群体性治疗活动或在家庭内单独开展怀旧疗法。

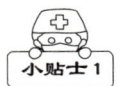
小贴士1

如何为痴呆患者实施怀旧疗法？

1. 确定怀旧疗法的主题

通过对痴呆患者和家庭成员进行访谈，参考现有的资料，确定怀旧主题。常见的怀旧主题包括儿时记忆、读书时光、恋爱故事、婚礼回顾、工作成就、家庭生活、旧居风貌、节庆习俗、休闲活动、家常菜肴、老电影/老歌曲、心爱之物等。

2. 制作个体怀旧资料

根据每个怀旧主题，收集诱发痴呆患者回忆的怀旧资料，将其制作成照片、视频、音乐等多媒体形式。例如，关于"儿时记忆"的主题，可将患者儿时照片翻拍后存入电脑，整理成幻灯片形式。同时通过网络资源，在照护者的帮助下，搜集具有患者童年时代特征，以及其生活地区特征的一些视频，如患者童年时代集市贩卖小食（如糖葫芦等）的情景，可以使用当时流行的儿歌等作为辅助资料。

3. 干预技巧与注意事项

1）患者在交流时可能无法完全领会照护者的意思，因此照护者应以倾听为主，对他们单调、重复、缺乏逻辑的表达保持足够的耐心。不论患者的讲述是否偏离事实，均应保持尊重、鼓励的态度，不可打断、指责患者的讲述。对患者提出的问题，请给予简单的回答，但也不能敷衍了事。

2）尽量采用患者能够接受的表情、眼神、肢体交流的方式，如点头、微笑等，并对他们的讲述给予肯定和鼓励。

3）根据患者的文化水平和理解能力进行适当提问，必要时对呈现的资料进行解释与说明，调动患者的兴趣，并提示、引导、刺激、鼓励患者积极回忆，帮助患者完善其回忆内容。

4）与患者进行良性互动，将交谈的焦点放在患者过去快乐的经历上，引导患者体验、沉浸于积极的情绪状态中，让患者的不良情绪得到排解。

2）艺术疗法：是一种利用艺术创作过程来促进和改善痴呆患者生理、心理和精神健康的方法。音乐、舞蹈、剪纸、涂色等艺术类活动可以提升患者的愉悦性，满足其情感需求，从而降低他们精神行为症状的发生率。音乐疗法使用范围比较广泛，可分为被动式音乐疗法、主动式音乐疗法和混合式音乐疗法。

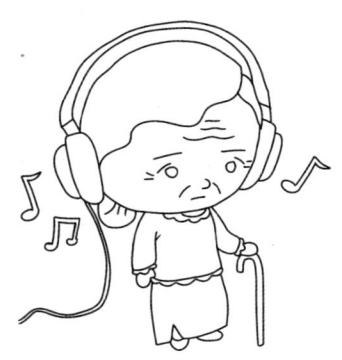

（1）被动式音乐疗法。照护者可以为痴呆患者演奏或播放其熟悉和喜欢的音乐。在选择音乐或歌曲时，请尽量选择患者20～30岁时期喜欢的，而且在个人经历中起到积极作用的歌曲。例如，给当过兵的患者播放《我是一个兵》《打靶归来》等。被动式音乐疗法对场地和患者的状态要求比较低，用在日常照护中可以增加患者积极的情绪与行为，促进患者与照护者之间的沟通交流。

（2）主动式音乐疗法。让痴呆患者参与到音乐活动中来，与其他人合作，一边演奏一边歌唱，使患者情绪愉悦，达到治疗的目的。患者可以尽其所能，喜欢唱歌的唱歌，喜欢演奏乐器的演奏乐器，不会唱歌和演奏乐器的可以尝试简单的辅助伴奏，如跟着节奏敲鼓、晃动沙锤和摇铃等。而对于"乐盲"或完全不感兴趣者，不推荐采用主动式音乐疗法,以免引起烦躁情绪。

(3)混合式音乐疗法。根据患者的实际情况,可以将上述两种方法有机结合,达到更好的治疗效果。被动聆听音乐可作为放松方式,而主动表演可通过社交互动使患者多方面受益,如发出声音、露出笑容、活动范围慢慢扩大,使其更好地融入集体,建立良好的人际关系。

照护者可根据患者自身需求和资源,在相关专业人士指导下,让患者参加群体性治疗活动或在家庭内单独开展艺术疗法。

2. 认知训练

认知训练是通过完成一组标准化的任务,对认知加工处理过程进行训练,从而改善特定领域的认知功能。保留一定认知功能的患者才能进行认知训练。记忆力训练可采用联想法、背诵法、分解联合法、提示法等方法;定向力训练可利用日历、名片、钟表、黑板等,使患者充分了解自己所处的环境;注意力训练则可采用猜测游戏、删除作业、数目顺序、时间感练习等方法。照护者可以针对患者认知功能水平选择适合的训练难度,并根据训练表现动态调整训练计划,以实现个性化训练效果。

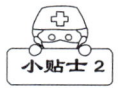

照护者如何为痴呆患者实施认知训练?

1. 定向力训练

尽可能提醒患者正确的时间、地点和人物,强化患者的认知体验。以下是一些例子,照护者可以参考。

1)在患者日常活动的室内挂数字清晰、字体较大的钟表,每次训练时让患者认识和记忆钟表上的数字。平时可以多让患者记住季节、每日的日期和星期几,培养患者的时间概念。

2)将患者家人和朋友的照片集中起来,让患者反复辨认,并逐步缩短展示照片的时间,以训练其人物定向力。

3)让患者熟悉居住地址及周围环境,用地图让患者指出到达某一熟悉地点的线路。

2. 记忆力训练

1)可选择日常生活中患者熟悉的物品或者物品图片进行记忆和辨认训练,并让患者通过报纸和电视了解国内外发生的重大事件及时间,并进行回忆。

2)让患者看完电视后进行故事情节的回忆。

3)鼓励患者对以往美好事物进行回忆,让患者回忆当天或近几天所做的事情。

3. 理解和表达能力训练

给患者讲一段小故事,并让他们复述,或让其解释故事所表达的含义。

4. 注意力训练

1)与患者进行简单的棋牌游戏。

2)让患者识别日常用品。

3)指导患者阅读各种有趣的画报、图书、报纸,进行简单的手工操作,如搭积木、拼图、折纸等,提高患者的兴趣,以达到训练注意力的目的。

5. 执行功能训练

1）流畅性任务练习：照护者可以让患者在较短的时间内说出以某字（如产、批等）开头的词语，或尽可能多地说出某类物品（避开蔬菜、动物和水果3种名词）的名称。

2）重叠图形辨认练习：每张图片中以黑白模式叠加出多个图形（图形分别包括数字、字母、几何图形和动物），请患者对图片中的图形进行辨认，并说出其名称。依照叠加图片数量的多少来区分难度级别。

3）图片-故事学习练习：训练时需要准备一组图片，每次请患者仔细观察图片后，讲述图片内容并回答与图片内容有关的问题。任务的难度水平与问题的抽象程度相关，回答高难度问题（如：在图片中，人物的亲属关系如何？）相比低难度问题（如：在同样一张图片中有几个男性？）需要更高的抽象概括能力。

6. 注意事项

请遵循无错学习的原则。在训练中，当患者犹豫不定时，照护者可以及时给予患者足够的线索提示以避免错误出现。当患者出现沮丧情绪时，请首先给予患者心理支持，而不是继续认知训练。

3. 认知康复

认知康复是采用以患者为中心、以任务为导向的个体化手段和策略来解决患者面临的问题，重点是提高患者特定的日常生活活动能力或社会功能，而不是改善其在认知功能方面的表现。

照护者可以根据患者的能力和兴趣爱好，量体裁衣地为其制订个性化认知康复计划，如提醒和督促他们做力所能及的事情，包括主动完成购买生活用品、备餐、洗衣等家务活动，或参加社交活动。照护者尽可能地提高痴呆患者生活满意度，维持其日常生活活动能力，减轻照护负担。

请注意在训练过程中不要让患者感受到时间压力和紧迫性。认知康复需要在康复治疗师、患者和照护者的共同参与下完成，在考虑患者和照护者需求的基础上，灵活调整认知康复方案。认知康复属于一种个体化的干预方式，因此尚无统一的实施标准。

（二）运动疗法

运动疗法是根据患者躯体功能的情况，借助器械牵引或患者自身力量进行的主动或被动的躯体运动，以改善全身血液循环，延缓脑神经衰退，最大限度地改善患者心理健康和认知功能，帮助其维持和恢复生活自理能力。

1. 运动类型

有氧运动、抗阻运动和身心运动是目前最常用于减缓痴呆患者认知功能下降的运动类型。

1）有氧运动：以有氧代谢为主要方式的体育活动，如慢跑、跳绳、健美操、游泳等。

2）抗阻运动：以锻炼肌肉力量为目的，通过抵抗自身重力或阻力器材进行的体育活动，如俯卧撑、仰卧起坐、哑铃运动、杠铃运动等。

3）身心运动：是一种既能强健体魄又能使心境平和、缓解疲劳的体育运动，旨在让患者练习一系列专注于大脑、身体、心灵和行为之间相互作用的控制性动作,来提高他们身心协调性,如太极拳、瑜伽等。在身心运动过程中患者需集中注意力,保持情绪稳定、呼吸均匀。

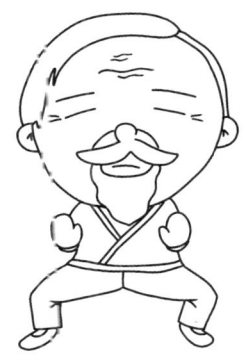

照护者可以根据患者自身躯体功能情况选择合适的运动类型、持续时间、运动强度和频率。若老年人患有合并症(详见第三章痴呆的常见合并症),则还需在康复治疗师的评估和指导下选择适合的运动方式,并制定适宜的运动方案。

2.关于运动的建议

1)所有类型的运动都能有效地提高或维持患者的整体认知功能。抗阻运动是减缓患者认知功能下降的最佳运动类型。

2)患者对运动疗法的依从性越好(遵循和坚持完成专业人士为其制定的运动治疗方案),运动疗法对其认知功能的改善作用越大。

3)每周2~3次、每次30~60分钟、持续2个月及以上(最好是6个月及以上),并结合有氧运动和抗阻运动的运动疗法,可以改善患者的认知功能、精神行为症状和日常生活活动能力等。

（三）物理疗法

1. 经颅磁刺激

经颅磁刺激是近年来迅速发展的一种基于脑电活动的非侵入性神经刺激及神经网络调节技术。经颅磁刺激有助于改善认知功能，并改善患者的淡漠、抑郁和激越等症状。经颅磁刺激通常由专业的治疗师在医院为患者实施，且需要进行专业评估和监测，可以作为痴呆患者非药物治疗的一种重要选择。

2. 针灸疗法

针灸疗法是基于传统中医经络学说的特色治疗方法之一，在缓解疼痛、损伤修复、心理应激等方面有疗效。中医学认为痴呆属"愚症""呆病""健忘""虚劳""善忘"等范畴，针灸疗法对改善患者的认知功能有重要意义。针灸疗法包括针刺疗法、电针疗法、穴位注射疗法、艾灸疗法，以及针刺加中药、针刺加穴位注射综合疗法等，目前临床上较多采用综合疗法。针灸疗法通常由专业的中医治疗师在医院为患者实施，且需要进行专业评估和监测，也可以作为痴呆患者非药物治疗的一种选择。

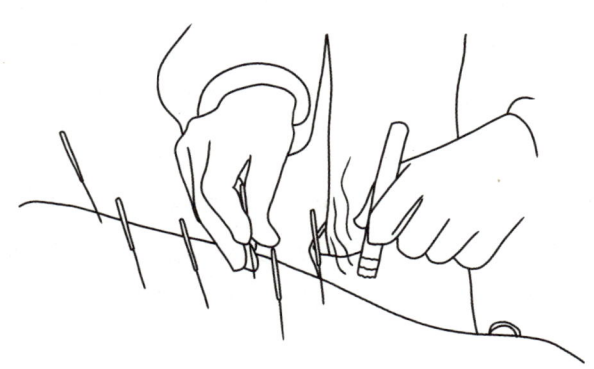

（四）饮食管理

痴呆患者相对于认知功能正常的人更容易出现营养问题，如体重减轻、营养不良等。营养问题是患者疾病进展的一种表现，反过来会导致疾病进展加速，形成恶性循环。在家庭中，照护者对患者的饮食管理对其营养状况有着重要意义，为他们选择和建立适当的饮食管理模式，将有助于改善其营养状况和生活质量，减轻照护者负担。

1. 建议的饮食管理原则

1）为患者提供舒适、温馨的进食环境。

2）根据患者的个人喜好提供足够的食物。

3）通过简单的照护行为，在患者进食时提供足够的支持，如进食时给予陪伴、监督、言语鼓励等，鼓励痴呆患者摄入足够的食物。

4）尽量消除引起患者饮食摄入减少，进而出现营养不良的潜在因素，如口腔健康问题、吞咽障碍、胃肠道疾病、药物不良反应等。

5）密切监测和记录痴呆患者的体重，至少每3个月测1次。如果患者出现营养、健康或体重问题，则至少每月测1次，并且应在相同的条件下（如每日的同一时间）使用相同的体重秤进行测量。

2. 不建议的营养补充剂

1）不建议使用维生素D、维生素E、硒、铜和多元不饱和脂肪酸补充剂。

2）当患者没有出现维生素B_1、维生素B_6、维生素B_{12}和（或）叶酸缺乏的情况时，不建议使用这些营养物质的相应补充剂。

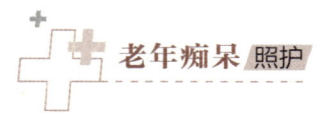

3）不建议使用以上未提到的其他任何营养品、补充剂或特殊医学用途配方食品。

（五）益智活动

在痴呆患者的治疗与康复中，益智活动也可以改善患者的生活质量、维护其心理健康。如果患者有喜欢做的事情，让他们坚持做。如果患者难以完成以前喜欢做的事情，可以尝试降低难度，或者分解任务。请不要让患者做那些他们做不到的事情，这样可能会增加他们的挫败感。

1. 记忆力益智活动

1）照护者可以常常为患者讲述新鲜事物、生活中的事情及常识等。

2）通过玩图片（动物图片、水果图片、识字图片等）识别游戏增强患者的辨别能力。

3）使用数字卡片和运算符号卡片来训练患者的计算功能；让患者听生活中常见的声音来进行声音训练，如通过声音辨别动物、辨别交通工具等。

4）照护者可以与患者一起回忆童年。可以通过画画或讲故事的方式，描绘或讲述童年的房子、玩具、邻居等。

2. 专注力益智活动

根据患者的兴趣爱好鼓励其参加手工、棋牌等益智活动，如刺绣、拼图、积木、象棋、围棋等。为增加患者的积极性、提升完成作品时获得的满足感，照护者可以设置奖励机制。

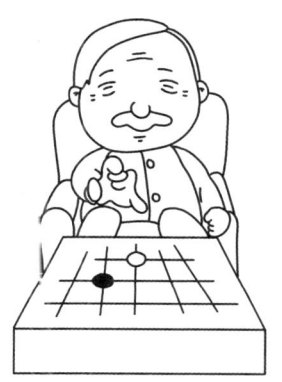

3. 定向力益智活动

1）在日常生活中，照护者可以多与患者围绕地点、人物和事件等话题交流，进行定向力训练。

2）可以通过在患者房间内放置物品或者房间标识、为患者佩戴手表等方式，提高患者对地点和时间的识别能力。

3）照护者可以经常询问患者某种物品的特征，并为患者详细描述该物品的特征。

4. 学习活动

1）可以为患者提供接收新信息的途径，如看书、看报、看电视、听收音机等，并让其复述看到或听到的内容。

2）鼓励患者多与他人交流。

（六）生活活动能力康复

生活活动能力康复在改善痴呆患者精神行为症状和生活质量方面也具有重要意义。

1）对于生活自理能力正常的患者，照护者可以指导他们进行整理家务、穿脱衣物、洗脸、购物等日常活动，尽量保持他们的生活自理能力。

2）对于运功功能减退的患者，在照护者的监护下，鼓励其运动，如散步、床上自主翻身、床上按指令抬腿抬手等。

3）若患者存在轻度运动功能障碍，可以为患者提供助行器。照护者可按照医生制定的康复治疗方案，辅助患者完成运动功能的康复训练治疗。

4）若患者不具备自主活动能力，照护者可以通过翻身拍背、擦拭身体、按摩腿部等方式帮助患者活动筋骨，避免肌肉萎缩等不良症状的发生。

有研究发现宠物疗法（也被称作动物辅助疗法）和心理疗法（包括行为疗法、人际关系疗法等）等非药物治疗方法在改善痴呆患者精神行为症状和生活质量方面有着重要意义。但是，目前关于这些疗法有效性的证据尚不充分，现有的临床指南中暂未给出明确推荐。

国内外中高质量痴呆相关指南中推荐的非药物治疗请见电子资源。

扫一扫，查看电子资源

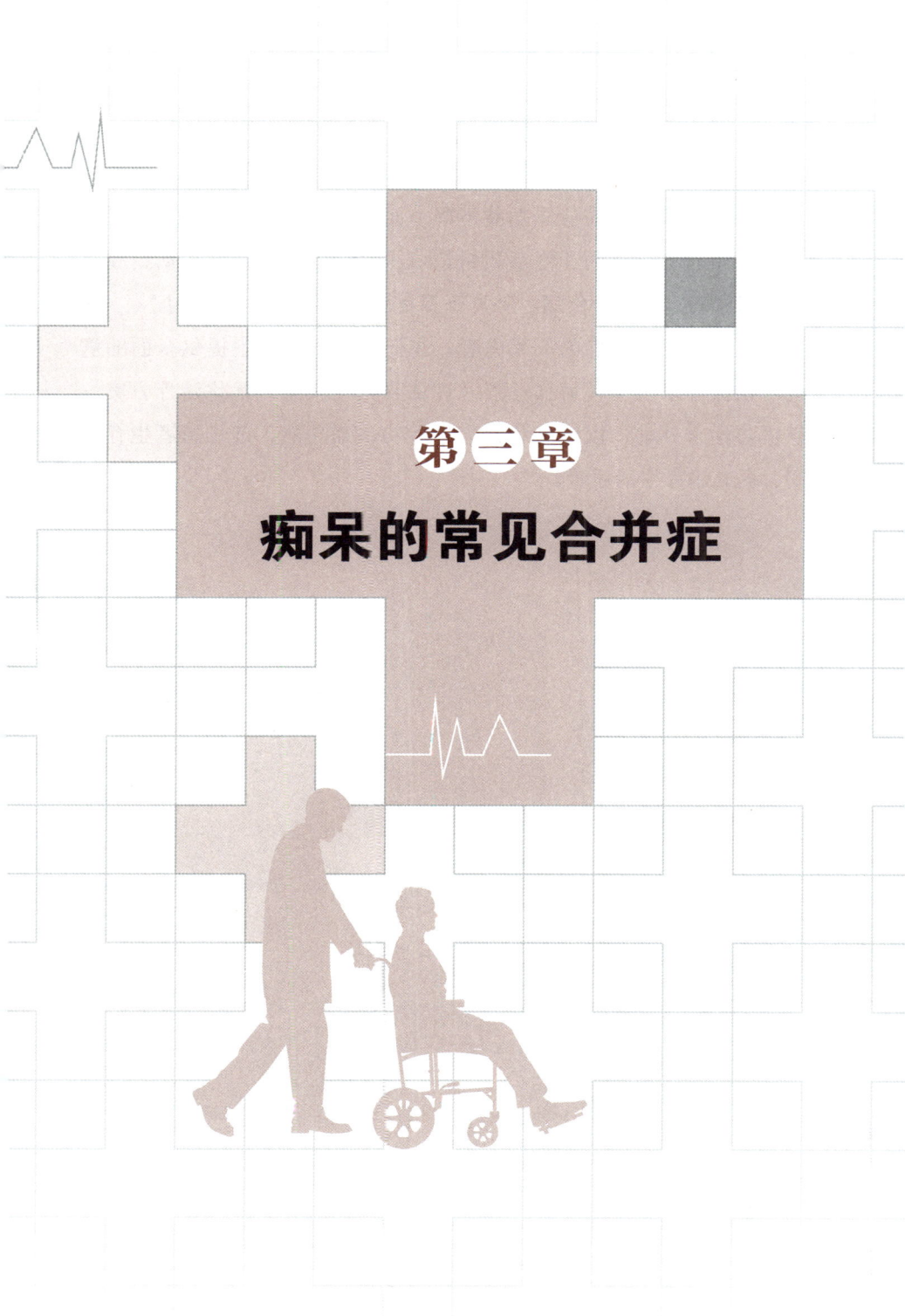

第三章
痴呆的常见合并症

痴呆患者可能还患有其他的躯体疾病，称作合并症。合并症常会加重痴呆患者的认知功能下降，而合并症的病情波动和进展也会对患者的生存时间和生活质量造成不利影响。脑血管疾病、高血压、糖尿病、心血管疾病、肺炎等都是痴呆患者常见的合并症。

对于存在合并症的痴呆患者，需要照护者给医生提供全面的病史，积极寻求多学科协作诊疗，评估合并症风险，优化治疗方案，积极防治合并症，以维持和改善患者的认知功能、延长患者生存时间、提高患者生活质量。

一、痴呆合并脑血管疾病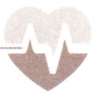

脑血管疾病是因脑血管病变和颅内血液循环障碍而造成脑组织损害的一组疾病。我们经常听到的脑出血、脑卒中（俗称"中风"）都属于脑血管疾病。痴呆和脑血管疾病在老年人群中都非常常见，且两者之间存在着密切的联系。

（一）痴呆合并脑血管疾病的表现

痴呆合并脑血管疾病的表现与一般脑血管疾病的表现差别不大，患者都可能会出现头痛、眩晕、运动障碍和语言障碍等表现，具体表现取决于病情严重程度和受影响的脑区。痴呆合并脑血管疾病可能会有以下表现。

1. 认知功能迅速下降

在脑血管疾病的影响下，患者的认知功能下降可能不同于阿尔茨海默病典型的认知功能逐渐受损的发展过程，而是出现急性或亚急性的认知功能下降，表现出记忆力、思维、理解和判断能力在短期内快速下滑。

2. 行为和情绪变化

痴呆合并脑血管疾病时，患者可能会出现情绪不稳定、易怒、抑郁等情绪问题和相应的行为问题。

3. 注意力不集中

脑血管病变可能导致痴呆患者注意力下降，使患者更难以集中

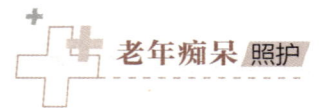

注意力完成任务。

需要注意的是,痴呆合并脑血管疾病的情况在不同患者之间表现可能有所不同。一些病例可能在记忆力下降方面表现更为突出,而另一些病例可能在运动控制或情绪方面表现更为严重。

(二)痴呆合并脑血管疾病的管理

痴呆合并脑血管疾病患者的照护任务可能会更加复杂和具有挑战性。以下是一些建议,可以帮助照护者更好地管理患者的疾病。

1. 充分了解疾病

了解痴呆和脑血管疾病的病情特点、症状和治疗方法,这将有助于照护者更好地理解患者的状况。

2. 制订照护计划

咨询专业人士,制订个性化的照护计划,根据患者的需要、能力和身体状况来安排日常活动、用药和饮食等。

3. 建立安全的环境

确保患者所处的环境安全,以减少跌倒和其他意外事件的发生风险。

4. 提供日常支持

帮助患者进行日常活动,如进食、洗漱、穿衣等,但请尽量保持患者的自主性。

5. 促进社交互动

家人、朋友给予患者更多的关心和陪伴,并鼓励他们参与社交活动,将有助于维持患者的社交联系和心理健康。

6. 寻求专业指导

寻求专业人士的建议和指导,如药物治疗和康复计划等。

7. 定期医疗检查

定期带患者进行相关的医疗检查,确保他们的健康状况得到监控,出现问题得到及时的干预。

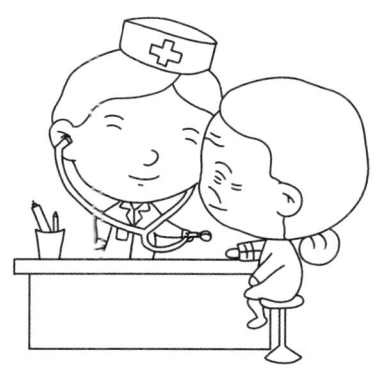

最重要的是,作为照护者,要保持耐心、理解和爱心。痴呆合并脑血管疾病患者的照护任务可能会是一项长期的挑战,但照护者的支持和关爱对于患者的健康和生活质量都至关重要。如果照护者感到疲惫或情绪低落,请及时寻求亲友的支持和医疗帮助。

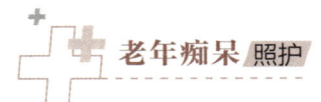

二、痴呆合并高血压

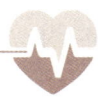

（一）痴呆合并高血压的表现

痴呆合并高血压患者的表现和一般高血压患者差不多，最大的区别是痴呆患者可能会忘记服药和不能保持健康饮食，导致血压控制不稳。同时，当患者出现头晕、头痛等身体不适时，他们可能不能很清楚地表达这些不适，导致疾病诊治延误。高血压在早期常常没有显著的症状，但随着病情的发展和持续的血压升高，可能会出现以下症状。

1. 头痛

这是一种常见的高血压症状，特别是在早晨醒来时。

2. 头晕

一些患者可能会感到头晕或失去平衡。

3. 视物模糊

高血压可能引起视力问题，因为它可能影响眼睛的血液供应。

4. 胸痛

持续的高血压可能损伤心脏，引起胸闷或胸痛。

5. 呼吸困难

如果高血压影响到了心脏，可能会出现呼吸困难的症状。

6. 面部潮红

突然的脸部潮红可能是血压飙升的表现。

7. 血尿

严重的高血压可能损伤肾脏,导致尿液中出现血液。

8. 情绪和行为问题

痴呆合并高血压患者可能更容易出现情绪波动、易激动、抑郁和焦虑等症状。这些症状可能是两种疾病相互影响的结果,会影响患者的日常生活和社交互动。

需要注意的是,每位患者的病情可能因其疾病的严重程度、个人特点和其他健康状况而有所不同。

(二)痴呆合并高血压的管理

痴呆合并高血压患者的照护任务可能会比较复杂,但以下建议可以帮助照护者更好地管理患者的疾病。

1. 充分了解疾病

了解痴呆和高血压的病情特点,包括症状、进展和治疗,可以帮助照护者更好地理解患者的状况。

2. 药物管理

确保患者按时服用高血压药物,根据医生的建议管理药物。如果患者有认知功能下降,照护者可能需要设定提醒或监督药物的服用情况。

3. 健康饮食

为患者提供均衡的饮食,确保低盐、低脂,易于咀嚼和消化。肉类可以选择鱼肉和禽肉等低脂肪、高蛋白质的种类,同时注意避免摄入过多的红肉。增加食物多样性以满足患者的需求,避免烟酒和咖啡因的摄入。

4. 促进体育锻炼

鼓励患者进行力所能及的体育锻炼，可以通过散步、简单的伸展运动等方式进行，但需要注意患者运动能力和运动安全性的评估。

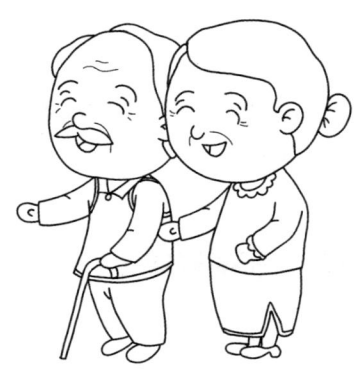

5. 社交互动和认知刺激

请鼓励患者参与社交活动，与家人、朋友互动。同时，照护者在家可以安排一些活动，如解谜游戏、听音乐、阅读等，这些都有助于改善患者的情绪和提供认知刺激。

6. 定期医疗检查

安排患者定期进行医疗检查，包括血压监测、认知功能评估等，以确保他们的状况得到及时监控和调整。

第三章
痴呆的常见合并症

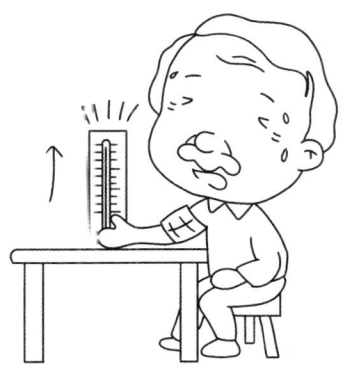

无论在处理高血压还是痴呆方面，耐心和理解都是非常重要的。照护者应与专业人士合作，并定期与他们沟通，以确保提供最佳的照护。

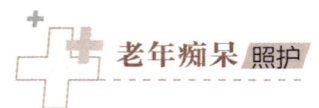

三、痴呆合并糖尿病

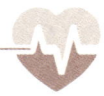

（一）痴呆合并糖尿病的表现

痴呆合并糖尿病患者和一般糖尿病患者的表现差别不大，都会出现体重减轻、尿多、口渴和容易感到疲倦。但是痴呆患者可能由于记忆力和认知功能下降，导致饮食管理和药物管理更差。

1. 血糖波动

痴呆患者可能因为认知功能下降而无法正确管理糖尿病，如忘记吃药、忘记注射胰岛素和控制饮食等，导致血糖控制困难。

2. 饮食和体重变化

糖尿病患者需要控制饮食，避免高糖食物，而痴呆患者可能在饮食管理方面能力不足，进而导致血糖控制不佳。

3. 心理和情绪问题

痴呆和糖尿病都可能导致情绪问题，如抑郁、焦虑等，这可能会相互加重。

（二）痴呆合并糖尿病的管理

痴呆合并糖尿病患者的照护任务可能会比较复杂，但以下建议可以帮助照护者更好地管理患者的疾病。

1. 充分了解疾病

了解痴呆和糖尿病的病情特点，包括症状、进展和治疗，可以帮助照护者更好地理解患者的状况。

2. 药物管理

确保患者按时服用糖尿病药物,根据医生的建议管理药物。

3. 健康饮食

为患者提供均衡的低糖、低脂饮食,避免糖果、饮料和蜂蜜等,有助于控制血糖。提供易于咀嚼和消化的食物,以满足痴呆患者的需求。

4. 促进体育锻炼

鼓励患者进行力所能及的体育锻炼,可以通过散步、简单的伸展运动等方式进行,但需要注意患者运动能力和运动安全性的评估。

5. 定期医疗检查

安排患者定期进行医疗检查,包括血糖监测、认知功能评估等,以确保他们的状况得到及时监控和调整。

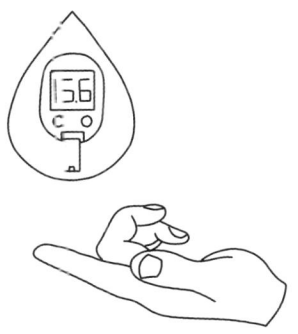

无论在处理糖尿病还是痴呆方面,耐心、理解和爱心都是非常重要的。照护者应与专业人工合作,并定期与他们沟通,以确保提供最佳的照护。同时,照护者也要注意寻求帮助和支持,照顾自己同样重要。

四、痴呆合并肺炎

（一）痴呆合并肺炎可能的原因

痴呆合并肺炎的原因可能涉及多个因素，包括生理、行为、环境等。以下是一些可能的原因。

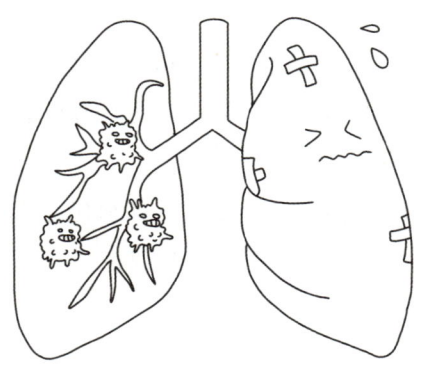

1. 免疫系统受损

痴呆患者的免疫系统可能受到影响，导致免疫力减弱，容易感染肺炎。

2. 吞咽困难

一些痴呆患者可能出现吞咽困难，导致食物或液体误入气道，增加了肺炎的风险，尤其是吸入性肺炎的风险。

3. 肺功能下降

痴呆患者可能因为生理因素导致肺功能下降，增加了肺炎的风险。

4. 卧床不起

一些痴呆患者可能卧床不起，缺乏体位变换，容易导致分泌物积聚，增加了肺炎的风险。

5. 个人卫生管理和生活自理能力下降

痴呆患者可能在个人卫生管理和生活自理能力方面存在困难，如口腔护理不足、不洗澡等，增加了细菌感染的风险。

6. 医疗护理操作

部分痴呆患者可能需要接受医疗护理操作，包括导管插入等，而这些操作可能增加感染风险。

7. 长期居住在护理机构

痴呆患者如果长期居住在护理机构，发生肺炎的风险可能增加。

综合来看，痴呆合并肺炎的原因是多方面的，涉及生理、环境、生活方式等多个方面。

（二）痴呆合并肺炎的表现

痴呆合并肺炎患者的表现跟一般肺炎患者没有很大的区别，可能表现出多种症状，而这些症状可能因个体差异而有所不同。痴呆患者的肺炎症状可能会被认知症状掩盖，因此需要特别关注。以下是一些可能的表现。

1. 呼吸问题

肺炎可能导致呼吸急促、气短、咳嗽和咳痰等症状。痴呆患者可能无法有效清除痰液，导致缺氧、呼吸困难，严重者可能发生窒息。

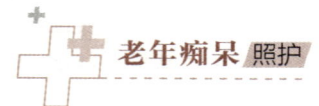
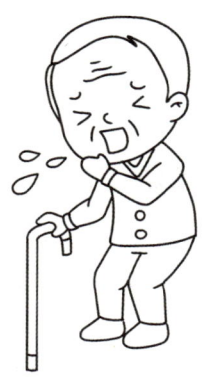

2. 发热

肺炎通常伴随发热,需要注意观察患者的体温变化。

3. 意识状态变化

患者可能在肺炎发生时出现意识状态的变化,如意识模糊、昏迷、嗜睡等。这可能是因为感染影响了大脑功能。

4. 食欲减退

肺炎可能导致食欲减退。

5. 虚弱和体力下降

肺炎可能使痴呆患者感到虚弱和体力下降,导致他们难以进行日常活动。

6. 颜面潮红

肺炎可能导致颜面潮红,但这个症状可能因认知症状而被忽视。

痴呆患者可能无法清楚地表达自己的感受,或者症状可能被认知症状掩盖,因此照护者需要密切关注他们的健康状况,尤其是在感染风险较高的情况下。

（三）痴呆合并肺炎的管理

痴呆合并肺炎患者的照护任务需要综合考虑患者的认知功能状况、生理特点及肺炎的严重程度。以下是一些建议，可帮助照护者更好地管理患者的疾病。

1. 观察症状

密切观察患者的症状变化，特别是呼吸困难、咳嗽、发热等肺炎的典型症状，以便及早发现问题。

2. 提供舒适的环境

确保环境舒适，保持适宜的温度和湿度，有助于促进康复。

3. 摄入适量的水分

帮助患者保持适量的水分摄入，预防脱水，有助于稀释痰液、促进排痰。

4. 饮食管理

提供易于消化的饮食，保证营养均衡，有助于加强免疫力。

5. 维护个人卫生

帮助患者维护个人卫生，包括口腔护理、洗漱等，减少细菌感染的风险。

6. 促进呼吸

鼓励患者进行适度的呼吸锻炼，如深呼吸、腹式呼吸等，有助于改善肺功能。

7. 药物管理

如果医生开具了抗生素或其他药物，请确保患者按时服用，根据医嘱进行药物管理。

8. 及早就医

如果怀疑痴呆患者发生肺炎，及早寻求医疗帮助非常重要。肺炎在老年人中可能会迅速恶化，因此需要尽早诊断和治疗。

无论在照护痴呆患者还是处理肺炎症状方面，理解、耐心和爱心都是非常重要的。照护者应与专业人士合作，并寻求专业建议，以确保痴呆患者得到全面的照顾和支持。

五、痴呆合并静脉血栓栓塞性疾病

（一）痴呆合并静脉血栓栓塞性疾病可能的原因

静脉血栓栓塞性疾病，通常简称为静脉血栓症，是一种涉及深静脉血栓形成和栓塞的疾病，包括深静脉血栓形成和肺栓塞。深静脉血栓形成是指血液在体内深静脉中形成血栓，造成血管部分或完全堵塞，从而使相应部位的血液供应出现障碍，主要发生在下肢，特别是小腿深静脉。如果这些血栓脱落并通过血液循环到达肺部，就会引发肺栓塞，威胁生命。

痴呆患者在行动能力下降的情况下，更容易长时间卧床，这可能增加静脉血栓栓塞性疾病的风险。此外，痴呆患者有时会使用抗精神病药物，而有研究表明抗精神病药物，如奥氮平、利培酮或氯氮平等可能会增加静脉血栓栓塞性疾病的风险。

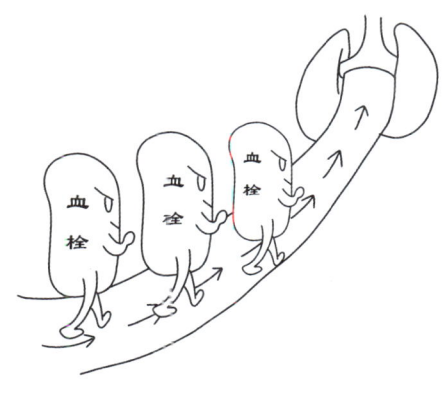

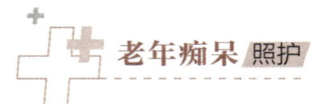

（二）痴呆合并静脉血栓栓塞性疾病的表现

1）深静脉血栓形成的部位（大多位于小腿）通常会出现肿胀和疼痛，有时会出现红斑和局部发热，部分患者可表现为下肢沉重感。

2）很多痴呆患者可能不能准确表达疼痛和不舒服的感受。因此，如果患者突然拒绝下床活动，照护者应考虑是否与血栓形成的疼痛有关（血栓形成后可有体位变化性疼痛，平卧时好转，下垂后加重）。

3）如果照护者观察到患者出现下肢肿胀、变色、皮温增高、双下肢腿围不一致等情况，应怀疑静脉血栓栓塞性疾病的可能，请及时带患者就医。

4）肺栓塞的典型三联征包括胸痛、咯血和呼吸困难。当痴呆患者出现这些症状的时候，照护者请提高警惕，及时带患者就医。

（三）痴呆合并静脉血栓栓塞性疾病的管理

1. 养成良好的生活习惯

1）合理饮食。

（1）多吃蔬菜、豆类、全麦面粉等富含纤维素的食物，保持大便通畅。

（2）低盐饮食：高盐饮食可能会导致水肿，增加静脉血栓栓塞性疾病的风险。

（3）多吃富含维生素K的食物有助于降低静脉血栓栓塞性疾病的风险，比如动物肝脏。

（4）多饮水，建议每日饮水1500毫升左右。合并心脏病、肾脏疾病的患者请在医生的指导下适量饮水。

2）适量运动。

（1）避免长时间站立、久坐及不良坐姿。

（2）穿舒适的鞋袜。

（3）照护者可以根据患者的实际情况选择合适的运动方式，以保证患者有尽可能充足的运动量。预防静脉血栓栓塞性疾病的具体运动如下。

第一节（手指运动）：伸出双手握拳，依次伸出每根手指，重复3～4次。

第二节（握球运动）：伸出双手，手心向上，握拳抓紧3～5秒，放松，重复3～4次。

第三节（手腕运动）：双手握拳，顺时针和逆时针转动腕部；双手手指交叉握拳，顺时针转动腕部5秒，反方向重复1次。

第四节（头部运动）：前后左右转动头部。

第五节（肩部运动）：向前和向后耸肩3～4次。

第六节（踝泵运动）：患者平躺或坐在床上，下肢伸展，大腿放松，缓缓勾起脚尖，尽力使脚尖朝向自己，至最大限度时保持3～5秒；脚尖缓缓下压，至最大限度时保持3～5秒，然后放松；左脚勾起脚尖，逆时针绕踝运动，放松，另一只脚重复。一组动作完成稍事休息后可再次进行下一组动作。

第七节（膝关节运动）：患者平躺，抬腿屈膝，使大腿尽量靠近腹部，保持3～5秒，然后换另外一条腿，如此反复进行。

扫一扫，观看照护视频

2. 适当的预防措施

1）对有静脉血栓栓塞性疾病危险因素的痴呆患者（如体重超重、经常久坐／久卧、经历了大手术或有家族史等），照护者请带患者定期进行体检，预防静脉血栓形成。

2）如果痴呆患者长期卧床，发生静脉血栓栓塞性疾病的风险会增加。

（1）如果患者有能力下床，请照护者尽量鼓励患者下床活动，每1～2小时下床走动。

（2）对于无法下床的患者，如果能在床上活动，可进行床上踝泵运动。若患者不能自主活动，可由照护者协助患者定时翻身（每次翻身间隔时间不超过2小时）、抬高双下肢（30°～60°）、按摩肢体、温水泡脚等。

3）照护者可适当采取机械预防措施，预防静脉血栓形成，包括使用弹力绷带、梯度弹力袜和间歇充气加压装置等。间歇充气加压装置通过对气囊反复充气或放气，促进下肢血液和淋巴流动，改善血液循环，可以有效预防下肢深静脉血栓形成和下肢水肿。机械预防措施请在医生的指导下使用。

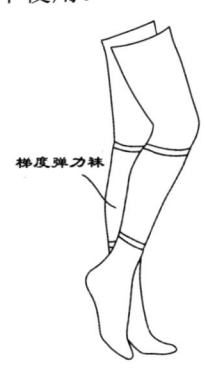

梯度弹力袜

3. 密切观察

当患者出现下肢肿胀、疼痛或变色，胸痛或呼吸困难时，照护者应引起高度重视，及时就医。

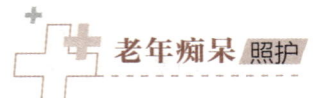

六、痴呆合并疼痛

（一）痴呆合并疼痛可能的原因

与正常老年人一样，痴呆患者疼痛最常见的部位依次为下肢、腰骶部和颈部。以下是疼痛的常见原因。

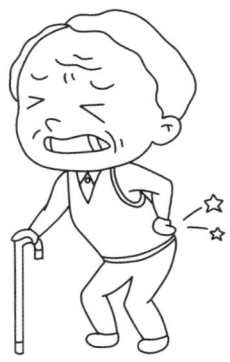

1. 便秘

便秘会导致疼痛和不适，如腹胀和痉挛。照护者需注意患者的饮食均衡，保证新鲜水果和蔬菜的摄入。

2. 尿路感染

尿路感染的患者在排尿时会引起疼痛或烧灼感，以及胃和下腰痛。

3. 体位不佳或同一姿势保持时间太长

患者的体位不佳或者同一姿势保持时间太长都会诱发疼痛，还可能引发压疮。照护者请注意观察患者是否处于舒适的体位，如检查是否有垫子支撑他们的背部，并且不时提醒、帮助患者调整姿势。

4. 关节炎

关节炎会导致手脚、四肢、颈部、脊椎，甚至躯干疼痛。

5. 骨质疏松症

痴呆患者容易摔倒，而骨质疏松症会使他们更容易发生骨折，即使是轻微的摔倒也可能导致严重的伤害。

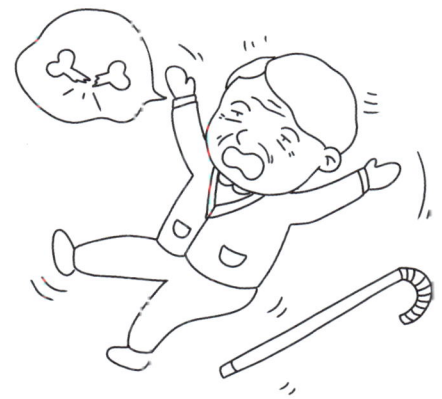

6. 牙周病或其他口腔问题

对于痴呆患者来说，保持良好的口腔卫生可能很困难，因此容易出现牙周病或其他口腔问题，引发疼痛。

（二）痴呆合并疼痛的表现

患有痴呆的老年人由于认知功能、言语功能受损，可能无法准确表达疼痛感受。因此，他们的疼痛问题容易被忽视，从而难以获得及时的治疗，导致生活质量下降。照护者可以通过患者的非语言迹象来评估患者是否处于疼痛之中。痴呆患者疼痛的非语言迹象主要包括以下六个方面。

1. 面部表情
皱眉、前额起皱纹、面部歪扭、快速眨眼。

2. 用词语表达/发声
呻吟、呜咽、大声叫唤、呼吸音粗、寻求帮助。

3. 身体活动
体位紧张、活动受限、坐立不安。

4. 人际互动改变
攻击性行为、拒绝照护、社交减少、辱骂他人。

5. 活动类型或常规改变
拒绝食物、食欲改变、休息或睡眠增加、常规活动突然中止。

6. 精神状态改变
哭泣或流泪、意识模糊加重、易怒或痛苦。

（三）痴呆合并疼痛的管理

痴呆患者的疼痛如果不能及时被发现或得不到及时的治疗，不仅会让患者遭受不必要的痛苦，还可能引发行为异常。此外，持续疼痛会导致患者活动能力下降，增加跌倒和受伤的风险。因此，疼痛的识别和管理格外重要。为有效地管理痴呆患者的疼痛，照护者可以参照以下几点。

1. 密切观察并记录
FLACC 疼痛评估量表可以用于观察痴呆患者的疼痛情况。

FLACC 疼痛评估量表由 5 个指标组成，分别是面部表情、腿部活动、活动度、哭闹和可安慰度（表 3-1）。照护者可以对 5 个指标进行评分，每个指标 0~2 分，总分最高为 10 分，得分越高表示不适和疼痛越明显。照护者也可以咨询医生购买疼痛评估尺，方便随时监测患者的疼痛情况。

表 3-1 FLACC 疼痛评估量表

项目	0 分	1 分	2 分
面部表情（F）	微笑或无特殊表情	偶尔出现痛苦表情、皱眉，不愿交流	经常或持续出现下颌颤抖或牙齿紧咬
腿部活动（L）	放松或保持平常的姿势	紧张、不安，持续处于不舒服的姿势	踢腿或腿部拖动
活动度（A）	静卧，正常体位或轻松活动	扭动、翻来翻去、紧张	身体痉挛、成弓形、僵直
哭闹（C）	不哭	呻吟、啜泣，偶尔诉痛	一直哭泣、尖叫，经常诉痛
可安慰度（C）	满足、放松	抚摸、拥抱和语言可以安慰	很难安慰

2. 药物干预

目前，药物仍然是治疗疼痛的主要方法。在医生的指导下正确地使用镇痛药，不仅能减少痴呆患者由于疼痛引发的异常行为，还能减少精神类药物的使用，从而降低过量使用精神类药物引发脑卒中和死亡的风险。但对于认知功能下降的老年人而言，某些镇痛药会恶化其认知功能、导致跌倒等不良后果，因此，请在医生的指导下正确使用镇痛药。

3. 物理疗法

一些物理疗法，如按摩、冷热敷贴、理疗、针灸等，可能对减轻和缓解疼痛也有帮助，具体请咨询医生。

4. 运动干预

运动干预是一种成本相对较低且容易实施的方法。有研究发现，对痴呆患者进行3个月的个体化运动干预，能有效改善患者的躯体疼痛。此外，研究发现运动能改善痴呆患者的整体认知功能。运动方式可根据患者的具体情况选择，如跑步、散步、游泳等。

对于因惧怕疼痛而不愿运动的患者，照护者请耐心向患者解释运动的益处，并根据患者的病情来设计具体的运动方案，确定个体化的运动方式、强度和时间，以提高患者的配合度和治疗效果。

5. 音乐疗法

痴呆患者虽然存在认知功能下降，但他们仍然具有感知音乐和识别音乐的能力，并具有一定的音乐情感（指因音乐而产生的喜怒哀乐）。音乐疗法可以减轻痴呆患者的疼痛，减少他们的抑郁症状、焦虑症状和精神行为问题，适用于疾病的任何阶段。即使在疾病的晚期，虽然患者可能很难用言语交流，但仍然可以跟着哼唱或聆听音乐。音乐疗法的实施请参考第二章"痴呆治疗"的相关内容。

七、痴呆合并便秘

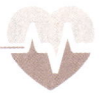

便秘是指排便次数减少，同时存在排便困难、粪便干结，是影响人们健康水平和生活质量的常见症状之一。便秘使肠道中的大量有害物质堆积并被吸收。当人体不能完全清除这些有害物质时，就会引发一系列疾病。痴呆患者由于受到疾病本身的影响，加之服用抗精神病药物可能带来的不良反应，发生功能性便秘的风险增加，并可能带来一些不良后果，如免疫功能紊乱和生理功能减退等。因此，良好管理便秘对提高痴呆患者的生活质量具有重要的临床意义。

（一）痴呆合并便秘可能的原因

便秘是老年人的常见问题。痴呆患者合并便秘的原因包括以下几点。

1. 不健康的生活方式及身体功能的衰退

1）患者蔬菜和水果摄入过少会引起纤维素的缺乏，不仅会减慢肠道蠕动，还易引起肠道内环境改变，进而引起菌群失调导致便秘。

2）有些患者存在水分摄入不足的问题。

3）如果患者体力活动减少、久坐时间变长，或者长期卧床，都有可能导致胃肠蠕动减少及胃肠内的消化液分泌减少，进而引起便秘。

4）随着年龄的增长，老年人会出现生理功能减退，包括牙齿脱落，胃肠黏膜萎缩，唾液腺、胃、肠、胰腺等消化液分泌减少，胃肠反射功能降低,胃肠平滑肌张力和蠕动功能减弱,腹肌、盆底肌及肛门外括约肌收缩无力或协调障碍等。这些生理功能减退均易导致便秘的发生。

2. 睡眠障碍

结直肠受神经支配,睡眠障碍可能作用于自主神经系统或副交感神经,引起肠道传输变慢,导致便秘或使便秘的症状加重。

3. 认知功能下降

痴呆患者认知功能下降,常常不能准确表述自己的感受和需求,自理能力差。因此,很多患者常伴有不良的饮食和生活习惯,易使肠道功能紊乱造成便秘。部分患者发生便秘时,因不能及时准确诉说不适而得不到及时处理。

4. 抗精神病药物的不良反应

痴呆患者常伴有精神行为症状,需要服用抗精神病药物。抗精神病药物有较强的外周抗胆碱能作用,可使胃肠蠕动减慢,引发便秘。抗精神病药物的过度镇静作用,也可减缓肠蠕动,导致粪便在肠腔内滞留发生便秘,严重者可以导致肠麻痹而产生肠梗阻。

经典抗精神病药物(氯氮平、氯丙嗪、氟哌啶醇、奋乃静)有较高的便秘发生率。新型抗精神病药物(利培酮)的便秘发生率相对较低。一旦出现便秘,特别是中、重度便秘,会给患者带来极大的痛苦,造成紧张心理,降低治疗的依从性和生活质量。

(二)痴呆合并便秘的表现

1. 排便困难

痴呆患者便秘时,可能如厕半小时甚至 1 小时都排不出大便。

2. 排便次数减少

便秘患者排便次数明显减少，平均每周 4 次，明显少于正常人每周 5～7 次的排便次数。

3. 大便干结

老年人对口渴的感觉功能下降，可导致每日自主饮水减少。同时，由于老年人咀嚼功能减弱，饮食偏精细而导致纤维素摄入不足。加之老年人肠道蠕动减弱，粪便在肠道内停留时间过长，水分被过度吸收，最终导致大便干结。

4. 大便失禁

许多便秘的老年人常因粪便渗漏而被误诊为大便失禁。但是，这可能是患者粪便未排尽，粪块嵌塞在直肠壶腹部，久之导致壶腹部扩张、直肠括约肌松弛，粪块上部的稀便从粪块周围间断或持续下泻，表现为大便失禁。若在此时对患者使用止泻剂治疗，将会使肠道阻塞的情况继续恶化。

5. 痔疮、直肠脱垂、贫血

老年人盆底组织薄弱而松弛，长期便秘导致腹压增高，容易诱发或加重直肠脱垂。老年人排便困难、排便费力，直肠静息压力增高，阻断了静脉回流，使肛垫反复充血，直至断裂并伴有静脉丛淤血、扩张、融合，患者还容易形成细小的动-静脉瘘，瘘破裂时导致出血，出血严重时有贫血表现，如面色苍白、乏力等。

6. 粪石形成、腹部包块、肠梗阻

老年人慢性便秘使得粪便长时间停留在肠道，极易形成粪石，临床上常误诊为腹部包块。粪石可堵塞肠腔，表现为肠梗阻。

（三）痴呆合并便秘的管理

1. 定时排便

对于痴呆患者，请加强基础照护及生活照护，帮助患者养成定时排便的习惯。根据人体生理特点，早餐后胃结肠反射最强，此时训练排便容易建立条件反射，因此建议在早餐后 1 小时内定时排便，培养良好的排便条件反射。

2. 科学调配饮食

1）增加食物的多样性：多食富含维生素和纤维素的新鲜蔬菜、水果及含有粗纤维的糙米、玉米等食物，以增加肠蠕动。

2）针对有吞咽困难的患者，可以尝试用搅碎机将食物加工成糊状，以利于患者吞咽，防止呛咳。

3）每日给患者提供适量的饮用水（约 1500 毫升），分少量多次饮入。保证患者早餐前饮 1 杯温水，以刺激肠蠕动。无糖尿病史者可以在温水中加入适量蜂蜜。

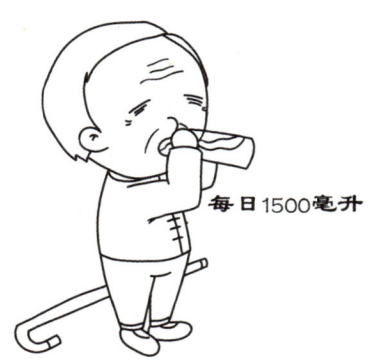

每日 1500 毫升

3. 腹部按摩

正确的腹部按摩可以改善便秘。实施腹部按摩时，患者平卧，照护者右手平放在患者腹部,绕脐周从右到左做环形按摩,手掌按压的力量以能耐受为度,由轻到重,稳定而持续。每次15～20分钟,早晚各1次,也可以在排便前20分钟或餐后2小时内进行。

4. 适量运动

1)指导患者进行适当的运动,如做操、散步、打太极拳、练气功等。

2)每日进行肛周舒缩运动,即有意收缩肛门和会阴5秒,再舒张5秒,重复10次为1组。每日练习3组,以增加肛门外括约肌、耻骨直肠肌和肛提肌的随意收缩能力,保持排便通畅。

5. 合理使用通便药物

当非药物疗法不能取得明显的通便效果时,必要时可以口服缓泻药物,如麻仁丸、乳果糖口服液等,或使用开塞露塞肛治疗。药物通便的短期效果较好,但不良反应较多,反复使用会降低肠壁神经感应细胞反应性,损害肠道功能。因此,照护者请根据患者的实际情况,在医生的指导下合理使用通便药物。

6. 密切观察患者的排便情况

对服用抗精神病药物的患者,尤其是服用经典抗精神病药物的患者,应加强观察,每日询问患者1次,了解患者近24小时内的排便情况,包括大便的量、质地情况,了解有无便秘及便秘的程度。对于不能准确诉说病情者,照护者要重点观察,仔细记录患者的症状和体征。

八、痴呆合并视力损害

（一）痴呆合并视力损害的表现

痴呆患者比正常老年人更容易出现视力损害。阿尔茨海默病可能会影响大脑处理视觉信息的区域，从而导致视力损害。痴呆患者合并视力损害的表现如下。

1. 看不清物品、找不见物品

患者有时可能看得见物品，却不知道其用途，或者在经常活动的地方迷路。例如，上下楼梯不知深浅、找不到停车位、迷路、无法对齐桌布、穿衣困难等。

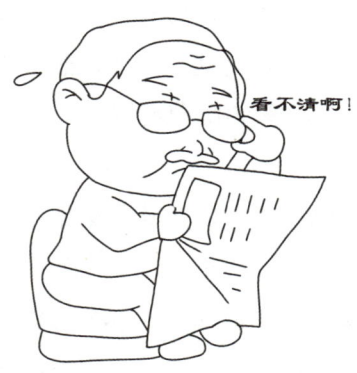

2. 分不清颜色

痴呆患者可能会难以分辨相似的颜色，或是在低对比度的情况下难以看清楚物体。这些会对他们日常生活的各方面造成困扰，如当桌布和餐盘的颜色接近，或者餐盘和食物的颜色接近时，患者可能看不到桌子上的盘子或者食物。

3. 情绪异常和跌倒风险增加

视力损害和认知功能下降可能会影响患者的社交活动，从而导致孤独感和抑郁情绪增加。看不清物品又无法准确表达，可能会导致患者出现暴躁情绪，同时还可能会增加跌倒和其他意外伤害的风险。

（二）痴呆合并视力损害的管理

痴呆患者难以清楚表达他们的症状，这可能会影响他们的诊断和治疗。以下是一些建议，可以帮助照护者更好地管理患者的疾病。

1. 早发现、早治疗

定期带患者到正规医疗机构检查视力。如果发现患者视力有明显下降，应确定引起视力损害的原因，并采取相应的矫正及治疗措施。请注意不要把所有的视力损害都归因于衰老引起的功能减退，而忽视了其他疾病的可能性，以免延误了最佳治疗时机。

2. 调整饮食结构

1）深绿色蔬菜，如菠菜、青椒、芥蓝、西蓝花等含有丰富的类胡萝卜素，具有很强的抗氧化作用，可以预防眼睛老化，延缓视力减退。

2）充足的钙有助于预防视网膜的弹力减退，对整个眼部组织起到保护作用。

3. 定期开展视力训练

采用实物联想、文字联想、图形联想等方法训练痴呆患者的联想功能。采用实体辨认、颜色匹配、物体形状匹配、汉字追踪、英语字母追踪、物品分类等方法训练痴呆患者的分辨能力。

4. 视觉艺术疗法

视觉艺术疗法因其独特的优势在社区和养老院中大量应用。其根据参与的形式可以分为以下几类。

1）视觉艺术制作，如绘画、拼贴画。

2）观看和讨论艺术，也称艺术欣赏，如参观艺术博物馆、画廊，还有基于互联网的艺术观赏。

3）混合疗法，视觉艺术制作和艺术欣赏的组合。

共享的公共环境，如艺术博物馆和画廊，适合轻度到中度的痴呆患者。而专业护理机构，如养老院和医疗机构开展的绘画和拼贴画活动，适合中度到重度的痴呆患者。

视觉艺术疗法不仅能提高痴呆患者的自尊，减轻其抑郁情绪，提升其幸福感，还能减轻照护者的负担。视觉艺术疗法让患者及其照护者能够参与社会活动，与他人互动，同时也允许他们独立和富有表现力，能提高患者及其照护者的自尊。

（三）适用于老年人的护眼小技巧

1. 穴位按压

每日清晨醒后，闭眼，双手的大拇指放在两侧太阳穴、食指放在眉毛中部的鱼腰穴、中指对准眉毛内侧的攒竹穴，适当按压。每次5分钟，能缓解眼肌疲劳。

2. 冷水洗眼

每日晨起和睡前用冷水洗眼洗脸，再用毛巾擦干眼部，然后用手指轻揉眼睛周围 30 次左右。

3. 热敷护眼

洗脸时将浸泡在热水中的毛巾取出，双眼轻闭，趁热将毛巾敷在额部和眼眶，可使眼部血管畅流，供给眼肌氧分和营养。平常休息时也可闭眼，双手掌擦热敷在双眼上，轻轻捂 1 分钟。

4. 眼保健操

1）用双手中指来回按摩眉毛 20 次。

2）用双手四个手指向两侧按摩眼睛 20 次。

3）用双手中指从下至上按摩鼻梁 20 次。

4）用双手中指顺时针按摩太阳穴 20 次，再逆时针 20 次。

5）用双手拇指按摩耳根 20 次。

6）用双手拇指和食指捏住耳垂往下拉 20 次。

5. 眼肌活动

利用一开一闭的眨眼来兴奋眼肌，并上下左右转动眼球、顺时针和逆时针循环旋转，改善眼肌血液循环，振奋和增强眼肌动能，延缓衰老。

6. 定时远眺

每日早起、中午、黄昏前，分别远眺 1～2 次，尽量远眺绿色的植物，再把视线由远处逐步移近，以改善视力，调节眼肌。

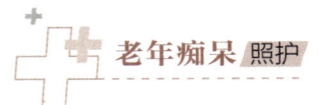

九、痴呆合并听力损失

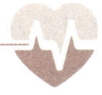

(一) 痴呆合并听力损失的管理

有听力损失的人群时常听不清声音，大脑理解信息的能力也减弱，甚至导致或加重健忘、多疑和退缩。因此对于痴呆合并听力损失者，照护者可能需要采取措施来帮助他们管理听力损失。

1. 佩戴助听器，提高听力

配戴助听器无疑是治疗痴呆患者听力损失的最有效措施。但在未经充分医学评估和听力学评估的情况下，应避免不恰当地使用助听器。

1) 痴呆患者难以适应使用助听器的原因。

（1）无法记起他们有听力问题或他们有助听器。

（2）不知道助听器的用途。

（3）不知道什么时候该佩戴助听器。

（4）不知道如何有效地使用助听器。

（5）拒绝定期佩戴助听器。

2) 照护者协助使用助听器的技巧。

（1）选择合适的助听器。根据放置位置的不同，助听器可分为盒式、耳背式、耳内式，也有制作在眼镜框架上的助听器、放在口袋内携带式的助听器、通过计算机程序控制的数字式助听器等。请根据痴呆患者的听力损失性质、程度，以及个人喜好、经济状况等，协助他们选择最合适的助听器。

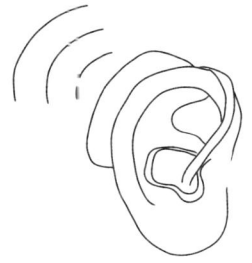

（2）引导痴呆患者正确认识助听器。告诉痴呆患者佩戴助听器是将周围的声音扩大，所以开始佩戴时，患者可能会不适应，感觉没有效果且不舒服。实际上，经过一段时间的调试和适应，患者就能体会到它的好处。请帮助患者建立对助听器的正确认识，以免患者因期望值过高而失望。如果患者比较抗拒佩戴助听器，请给予足够的鼓励和安慰。

（3）教会患者使用助听器的技能。根据助听器的种类和说明书，教会患者如何佩戴助听器。告诉患者佩戴助听器时，一定要确保助听器处于打开状态。鼓励他们在一个安静的地方（最好是在家里）试戴一段时间，以促进他们逐渐适应助听器。

（4）下列情况不宜使用助听器。有耳部感染时、用电吹风吹头发时、气候非常潮湿或寒冷时、洗澡或出汗多时均不宜使用助听器。

（5）教会或者帮助患者保养助听器。请每日清洗耳模和套管；不用时请关闭助听器或将电池拿掉，以防漏电；晚上睡觉时需要关闭助听器，以节省电量；将助听器保存在干燥安全的地方；准备备用电池；每2～3年更换1次耳模，保持其光滑，以免刺激耳部皮肤。

2. 积极进行听力康复训练

听力康复训练旨在提高听觉技能，建议患者在使用助听器的前几周同时进行听力康复训练,这样既能提升患者对助听器的接受度和适应度,又能更有效地改善患者的言语感知、听觉认知和沟通能力。

3. 避免噪声污染,建立良好的生活习惯

很多人平时并不太在意噪声污染,但对于老年人来说,随着年龄的增长,他们的听力在下降,长时间接触噪声,会使老年人已经开始衰退的听力更容易疲劳。所以,应避免痴呆患者接触高频音乐的刺激,注意避免噪声污染,如鸣笛声、车辆声音、工厂噪声等,或者搬离噪声大的居住环境。

4. 戒烟戒酒,合理饮食

1)过量饮酒会引起慢性酒精中毒,损伤听力,而烟草中的有害物质也会造成听力损失。

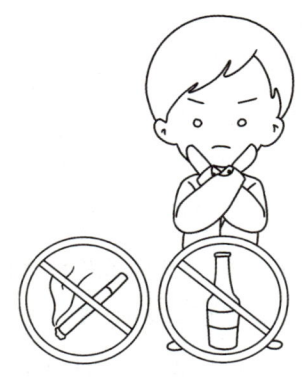

2)保证科学合理的饮食结构,如多吃含锌和维生素 D 的食物(瘦肉、豆类、木耳、虾及各种绿叶蔬菜等),少吃高脂肪、高胆固醇食物,多补充富含铁的食物(动物肝脏、畜禽肉类、鱼类、动物全血等),可以保护听力。

3）维生素也有保护听力的功效，所以平时请保证适量蔬菜和水果的摄入。

5. 注意用药，避免使用耳毒性药物

因老年人解毒排泄功能降低，应尽量避免服用耳毒性药物，如庆大霉素、新霉素、链霉素、卡那霉素等。

6. 避免掏耳朵、少戴耳机

1）耳道本身是有自我清洁功能的，如果过度清洁，反而容易破坏这种自我清洁功能，产生更多的耵聍。注意清洁耳朵的器具尽可能专人专用，使用后注意清洁、晾晒及保存。

2）长时间佩戴耳机对听力的损伤特别大。如果遇到必须使用耳机的情况，每次使用耳机的时间不要超过1小时，让耳朵得到适当的放松。平时使用耳机时，一定要注意保持耳机的清洁，用酒精片擦拭后晾干即可，否则会使耳道内细菌滋生，导致炎症。晚上睡觉的时候不要戴着耳机入睡，否则也会引起耳道炎症、听力损失。

7. 耳朵保健

平时多给耳朵做一下按摩，对于保持听力很有好处。

1）按摩耳垂前后的翳风穴和听会穴，可以增加内耳的血液循环，保护听力。每日早晚各按摩1次，每次5～10分钟。

2）双手轻捏双耳的耳垂，再按摩至发红、发热，揪住耳垂往下拉，再让耳垂弹回。每日2～3次，每次20下，可以促进耳朵的血液循环。

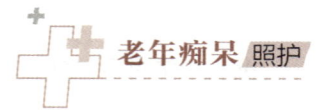

（二）照护者可使用的交流技巧

痴呆合并听力损失的患者交流起来比较困难，照护者可以借助以下的技巧进行交流。

1）交流时需要找到合适的地方，确保光线充足、环境安静，远离噪声和干扰。

2）确保面对面的接触，使对方能够看清你的脸、口型、表情、动作，以借助肢体语言促进交流。

3）在开始讲话之前，可以通过挥手或轻拍对方的手臂来引起对方的注意。

4）即使患者戴了助听器，也不意味着他们能完全听到你说的话，询问他们是否需要借助唇读交流。

5）用稍慢的速度和正常的音调和患者说话。请保证说话清晰，但不要太慢，不要使用夸张的嘴唇运动，这会使唇读更加困难。

6）使用自然的面部表情和手势。

7）不要大喊大叫。这可能会让使用助听器的患者感到不舒服，而且这看起来有攻击性。

8）如果对方不明白你说的话，不要一直重复，试着用另一种方式来表达。

9）交流时使用简单的语言，不要含糊其词。每句话结束有明确的停顿。

10）为了便于唇读，不要用手或衣服捂住嘴。

11）与患者交流时要表现出耐心、放松和积极的态度。

12）必要时用书写帮助交流。

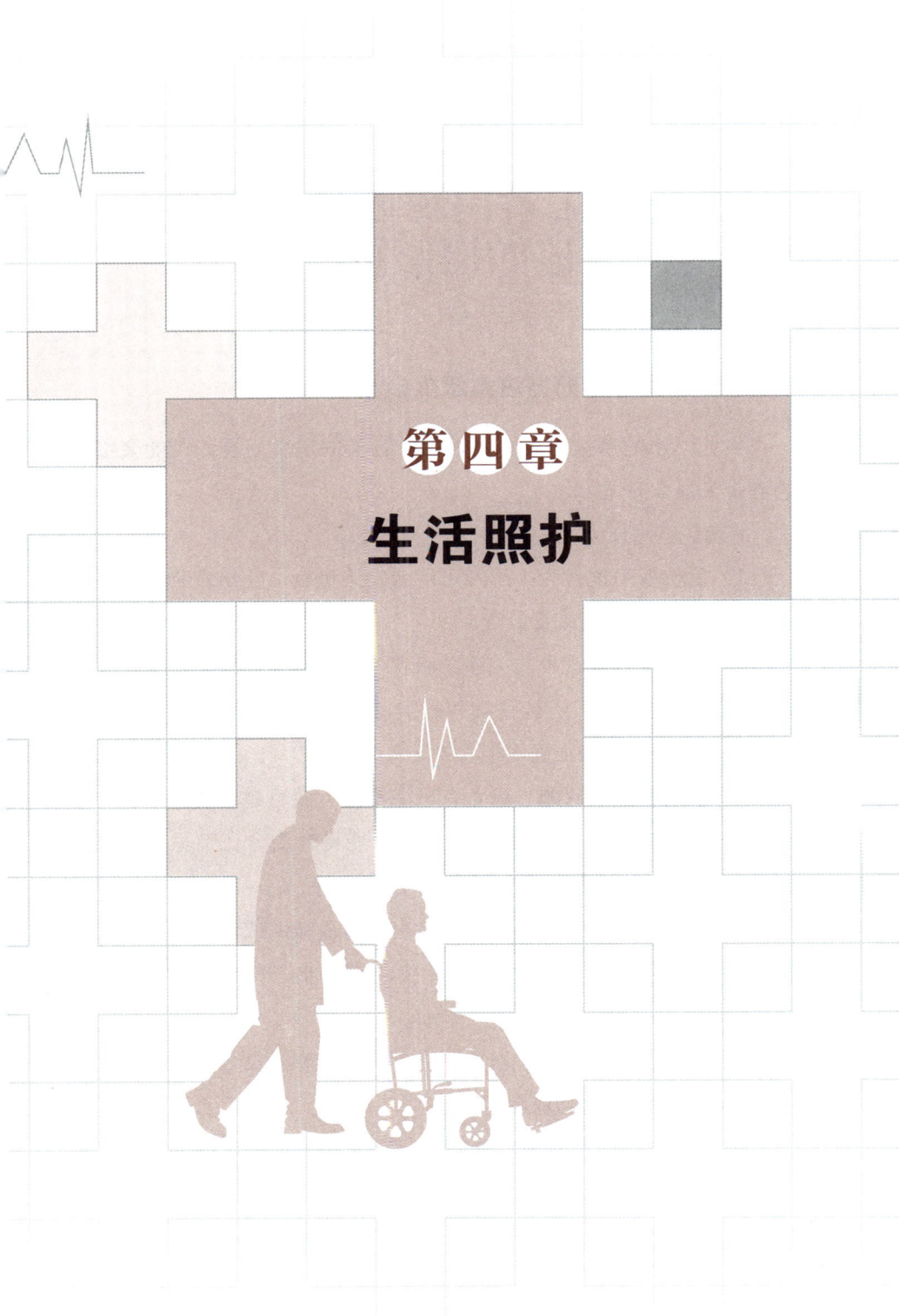

第四章

生活照护

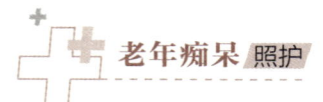

一、当患者出现进食问题时，该如何照护？

（一）患者不好好进食怎么办？

大约一半的痴呆患者会出现各种各样的进食问题，可能会给照护者带来很多麻烦。

1. 常见的进食问题

1）反抗或干扰行为。患者可能会拒绝进食、吐出食物、不接受帮助，甚至扔掉食物或餐具等。

2）难以维持对进食的关注。患者可能会忘记已经吃过饭，要求再次进食；也可能在辨认食物和餐盘，以及判断它们的位置方面存在困难；也可能无法正确地将食物送入口中。

3）咀嚼和吞咽问题。患者有可能不能有效咀嚼食物或咀嚼时间不够，从而导致食物无法被咽下；也可能将食物含在嘴里不咀嚼，或咀嚼后不吞咽，或吞咽时发生呛咳、误吸等。

4）进食习惯变化。患者可能会出现食欲减退或增强，贪食或暴饮暴食，偏爱甜食，不讲究进食礼仪，或在非进食时间要求进食等情况。

5）异常的口腔行为。患者可能会将嘴里塞满食物，或尝试吃一些不可直接食用的食物或异物。

如果进食问题不解决，患者可能出现营养不良、体重下降、感染、脱水、误吸等问题,不仅影响患者生理功能和生活质量,还会加重照护者负担。那么应该如何正确处理痴呆患者的进食问题呢?

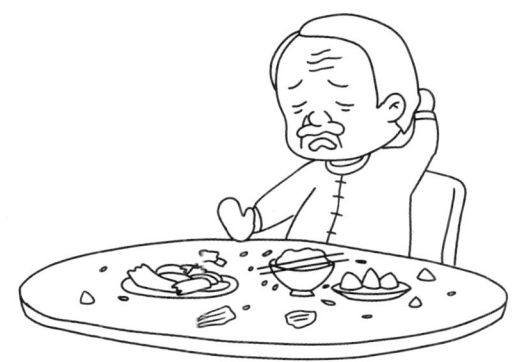

2. 普适性照护原则

1) 饮食管理。

(1) 进食管理。若患者具备进食能力,应该鼓励患者独立进食或给予适当的协助,进食时不要催促,让患者有足够的时间进食。

(2) 体位管理。卧床患者:喂食时患者应取坐位或半坐卧位,不能坐起的患者取半卧位,抬高床头30°~60°或在其背部放置靠垫帮助保持坐立前倾位,以方便进食。非卧床患者:调整座椅的高度,以下肢长度的1.2倍为佳。

(3) 辅助性器具。辅助性器具包括假牙,特殊的座椅、进食餐具等,可以帮助患者进食。

(4) 饮食选择。一般选择无外包装、可以直接进食的高热量、高蛋白质、富含纤维素的食物。避免任何带骨的、厚重黏稠的食物。重度吞咽障碍者可给予密度均匀的流质食物。让患者慢慢咀嚼,以免患者进食时发生哽噎或呛咳。

2）改善进食环境。进食环境的光线、声音、色彩及气味等均可能对进食造成影响。

（1）保证充足的照明，帮助患者看清食物和餐具。

（2）提供足够的进食空间。

（3）在患者进食时，可以播放音乐，减少患者进食时的焦虑和激越等精神行为症状，以增加静坐进食时间和食物摄入量。

3）吞咽功能及技巧训练。吞咽功能及技巧训练均可以改善患者的吞咽障碍。

3. 针对性饮食照护措施

1）反抗或干扰行为。

（1）改善进食环境。可以按照患者的喜好安排舒适和安静的进食环境，使患者放松。也可以播放患者喜欢的音乐，增加进食的乐趣和愉快感。

（2）尊重患者的情绪。如果患者因为激惹或痛苦而拒绝进食，不要对其施加压力。给患者时间，等他平静下来不那么焦虑时，再提供食物。

（3）使用安全的餐具。为患者准备塑料餐具，避免餐具摔碎伤害到患者和照护者。

（4）控制食物的温度。患者可能会失去判断食物温度的能力，因此照护者需要注意食物的温度，过热的食物会灼伤患者的口腔黏膜并造成进食的不舒适，可能诱发反抗行为。

（5）不要过于担心脏乱。对于患者来说，进食比整洁更重要。让患者自己进食可以保持其日常生活能力，这对延缓疾病进展是有益的。如果患者用手抓饭吃，不要打断他们的行为，等他们进食完后再清洁手及环境,并给予表扬。

2)对食物的关注度不高。

(1)可以让患者选择吃什么,并且让患者帮忙准备食物,以增加他们对食物的兴趣和参与感。

(2)准备餐前小吃。在餐前提供小点心以刺激患者的食欲,让患者意识到自己饿了。

(3)在进食时,关闭背景噪声源,如正在播放的电视,避免分散患者注意力。

3)对餐盘及食物等识别与定位有困难。

(1)确保房间光线充足,用明亮、纯色的盘子,这样患者能更容易看到食物。

(2)尽量选择颜色对比鲜明的盘子和桌子,如绿色桌布和红色盘子。

(3)确保患者佩戴正确的眼镜,以便清晰地看到食物。

4)无法从盘子里取出食物放入口中。

(1)如果患者使用筷子有困难,可以把食物切成小块,然后用勺子进食。

(2)如果患者难以使用餐具进食,建议提供手抓食物,照护者可能需要提示并引导他们的手送到嘴边。

(3)请与医护人员讨论使用合适的辅助工具和设备,如在盘子下垫上防滑垫。

5)咀嚼问题。

(1)在提供食物和饮料之前,确保患者完全清醒、舒适且坐直。

（2）避免给患者提供难以咀嚼的食物，如鸡翅、鸭脖、苹果、未炖软烂的肉等。

（3）良好的牙齿护理和口腔卫生很重要。如果患者佩戴假牙，确保假牙舒适且佩戴正确。如果患者有牙龈或牙齿疼痛，或有口腔溃疡，那么他们就会不愿意咀嚼。如出现口腔问题，请寻求口腔专业人士的帮助。

6）吞咽问题。如果患者吞咽有困难，请咨询专业医生和营养师。

7）食欲减退。

（1）了解患者对食物的喜好，给他们准备喜欢的食物，防止营养不良。

（2）尽量制作色香味俱全的食物。用不同口味、温度、颜色、气味和口感的食物来刺激患者的食欲。

（3）固定患者的进食时间。

（4）准备小份的食物，以防止热食变冷。

（5）如果患者没有吃正常的饭菜，可以允许他们吃些甜品。

（6）温柔地提醒患者吃食物，并告诉他们吃的是什么食物。

（7）给患者足够的时间进食，耐心等待，保证他们的进食量。不要因为患者进食停顿就认为他们进食完毕，也不要一直催促患者赶快进食。

（8）如果患者不想在固定的时间或餐桌进食，那就提供简餐或者可以饱腹的零食，如面包、煎饼、包子、馒头、水果和切片蔬菜等。

（9）寻找机会鼓励患者进食。例如，如果他们晚上大部分时间都醒着，那么可以吃一点小食以补充能量和营养。

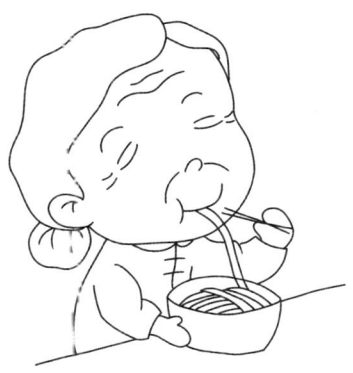

8）食欲增强。

（1）照护者可以尝试让患者做一些他们感兴趣的事情，分散他们对食物的注意力，这样他们就不会因为感到无聊而老是想吃东西。

（2）照护者可以将一人份的食物一分为二，先给患者一份，如果患者还想要，再提供第二份。

（3）可以多准备一些蔬菜，给患者制造一种食物丰富、进食很多的错觉，而不是放任他们暴饮暴食。

（4）确保患者饮水充足，因为他们可能把口渴误认为饥饿。照护者可以尝试在进食前让他们喝一杯水。

（5）有时患者会忘记自己已经吃过饭了，会继续要求吃东西，此时可以给患者提供低热量、低脂肪的食物和饮料，而不是主食。也可以准备一些小块的零食，如一口大小的水果或健康零食（如切碎的香蕉、橙子或葡萄）。

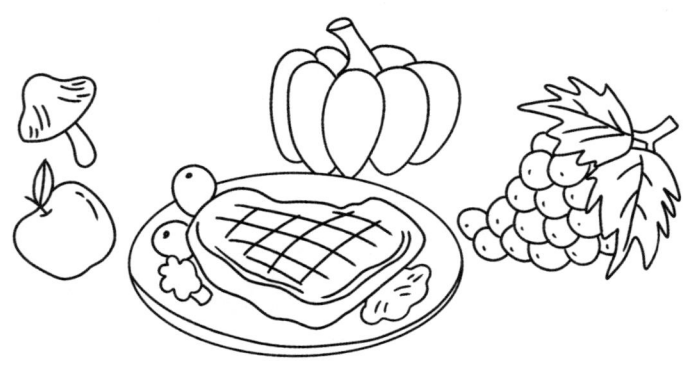

9)食物偏好改变。

(1)如果患者喜欢甜食,水果或甜蔬菜比糖和饼干更健康。如果患者没有超重、糖尿病,在咸味食物中添加少量的蜂蜜或糖也是可以的。

(2)如果患者是素食主义者,现在却要求吃肉,可以用一些非肉类材料但是有肉类外观的食物给患者带来满足感,如素肉、大豆制品等,以减少食物偏好改变对患者消化功能带来的影响。

(3)饮食变化可能会导致某些营养素摄入不足,可以咨询营养师或医生,了解如何通过膳食或补充剂来满足患者的营养需求。

10)异常的口腔行为。随着疾病的进展,患者可能会把不是食物的东西放进嘴里,比如餐巾纸或肥皂。导致类似行为的原因有很多,如患者可能不认识该物品或不知道其用途,或者他们饿了并将该物品误认为是食物。

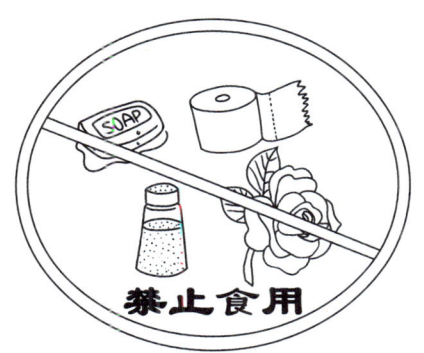

（1）在进食时，餐桌上不摆放非食物物品，如餐巾纸、鲜花及调味品等。

（2）将可能被误认为是食物的非食物物品收拾好，并将有毒有害物品（如清洁产品、药品等）放在柜子里锁起来。

（3）保持警惕，将容易放入口中的小物品收起来。

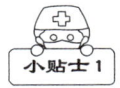

经常遇到的饮食照护问题

1）照护者过度照护，让患者过上"衣来伸手、饭来张口"的日子。长此以往，患者会出现进食依赖。这样不但会导致患者认知功能进一步下降，还会干扰其进食自主权，减少进食乐趣，诱发激越行为。

2）照护者照护经验不足，如患者已经存在吞咽障碍，还在不停地让他经口进食，致使患者将食物误吸入肺部，导致肺部感染等。

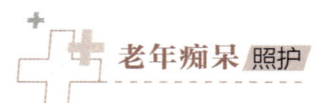

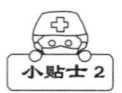

吞咽训练

吞咽训练包括空吞咽、手法辅助吞咽、交互吞咽等，能帮助患者做出最大限度的吞咽动作，防止出现吞咽失误导致食物进入气道等不良事件的发生。

痴呆患者注意力不能长时间集中，且情绪易波动。如果患者情绪激动，不能很好地配合训练，可暂时停止，让患者休息，待其情绪稳定后再继续训练。

吞咽训练方法如下：

第一节：鼓腮，增强颊肌收缩力。

第二节：张口，提高咀嚼灵活性。

第三节：吹气球，增强颊肌的收缩力。

第四节：颈部前屈及后仰，提高颈部灵活度。

第五节：吞咽，颈部前屈时吞咽，避免误吸。

扫一扫，观看照护视频

(二)什么样的饮食对患者有益？

营养对保持身体强壮和健康很重要。痴呆患者容易发生营养不良和体重减轻，可能会导致更严重的精神行为症状。此外，体重减轻常意味着肌肉的减少，可能会导致功能衰退和身体虚弱，增加死亡风险。

1. 饮食安排

1）以低盐、低糖、易消化的食物为主。摄入过多钠盐会影响血压，糖类摄入过多则会引起高血糖、肥胖等多种健康问题。尽量减少加工食品或饮料的摄入，因为其中常含有精制糖或较多钠盐。另外，烹饪时要注意食物需要切细、煮软，以保护患者的牙齿及方便消化吸收。

2）限制含有高饱和脂肪和高胆固醇的食物。有些脂肪对健康至关重要，但并非所有脂肪都如此。痴呆患者尽量少吃对心血管健康有害的脂肪，如猪油、油渣、黄油和固体起酥油。

3）提供多种食物，均衡饮食。推荐提供蔬菜、水果、全谷物、低脂乳制品、瘦肉或鱼肉等富含蛋白质的食品。膳食指南建议，每日吃够25克膳食纤维，富含膳食纤维的食物包括燕麦、绿豆、海带和蔬菜等；每日吃够300毫升奶制品，补充蛋白质、维生素和钙；每日吃够25克（生重）大豆，有助于预防多种慢性疾病；每日吃够250克谷薯类，其中全谷物和杂豆类150克、薯类100克；每日吃够500克蔬菜和250克水果，推荐选择红、黄、深绿色的蔬菜和水果，因为它们含有丰富的维生素、矿物质、膳食纤维和天然抗氧化物。

4）每日固定3～5种主要食物，比如早餐安排蛋和麦片，午餐多用虾肉或无骨的鱼肉和绿叶菜，晚餐提供杂粮米粥或软面条，围绕这个主线来搭配。这样饮食具有稳定性，使患者有熟悉感和三餐节奏感，同时，食物又具有多样性，保证营养素的全面摄入，也利于排便。

5）改善食物的风味，提高食欲。患者对食物的种类、感官特征（外观、味道、色泽）和质地的偏好，都对其食欲有着影响。照护者需细心观察患者的喜好和变化。

6）每日饮水总量应不少于1000毫升。多次提供小杯水或其他液体，或提供水分含量高的食物，如水果和汤等。

2. 存在合并症患者的特殊饮食

1）痴呆合并脑血管疾病患者的特殊饮食。

（1）遵循45%～55%碳水化合物、12%～25%蔬菜和肉类的原则。

（2）以面食、粗粮、杂粮为主食，多食用新鲜的绿叶蔬菜。

（3）避免食用含有蜜糖、蔗糖、葡萄糖的食物。

2）痴呆合并糖尿病患者的特殊饮食。

（1）遵循饮食营养均衡，低脂、低糖、高蛋白质、清淡及易消化的原则。

（2）对于每日进食的热量、时间进行控制。饮食结构：肉类、蔬菜占比10%～20%，碳水化合物占比45%～60%。

（3）主食可尽量以杂粮和粗制米为主，禁忌食用含糖量过高的食物。

（4）针对暴饮暴食或饮食混乱的患者，应对其日常饮食进行控制，提供纤维素含量高的蔬菜增强饱腹感，告知患者的家人朋友不可私自为患者加餐。

3）痴呆合并吞咽障碍患者的特殊饮食。

（1）指导患者少食多餐，选用营养丰富与容易消化的流食或半流食，如豆浆、牛奶、稠粥、蛋羹、鱼泥等。

（2）必须注意患者是否发生误吸或哽噎等情况，把握好饭菜温度，避免过冷或过热。

（3）避免辛辣刺激性食物。

（4）吞咽困难加重的患者可根据情况安置鼻饲管，并根据医嘱对其饮食结构进行相应的调整。

（三）患者进食时出现误吸或哽噎怎么办？

误吸指在吞咽过程中有液体或固体食物进入气道。哽噎指食物梗塞食管，难以咽下。当患者发生误吸或哽噎后，应该怎样做呢？一旦发生误吸或哽噎，首先拨打120，在等待的过程中实施急救。

1. 发生误吸或哽噎时患者的表现

刚开始，患者神志清醒。如果气管异物未及时排出，患者会出现面色涨红、神情痛苦，随后皮肤发紫、意识模糊，呼吸频率、深度异常，最后患者会陷入昏迷。

2. 海姆立克急救法

1）站立急救法。

（1）照护者一条腿置于急者双腿之间，从后方双手环抱患者，在患者脐上两横指处，一只手握拳，另一只手覆于拳上。

（2）向上、向内施压，重复多次，直至患者吐出异物。

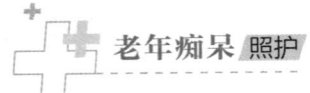

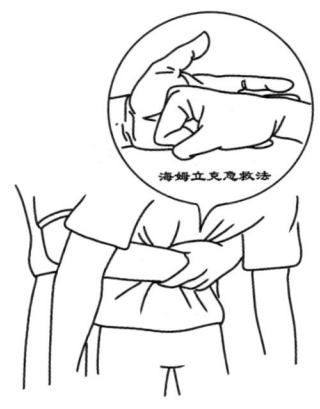

扫一扫，观看照护视频

2）卧位急救法。

（1）发现患者误吸或哽噎，立刻开放气道，将患者头偏向一侧。

（2）照护者跨坐于患者大腿处，双掌重叠置于患者肚脐上方两横指处。

（3）照护者用掌根向前、向下用力施压，重复进行多次，直至患者吐出异物。

扫一扫，观看照护视频

3）自救法。

（1）发现误吸或哽噎后，寻找固定的水平物体，如有椅背的椅子。

（2）以物体边缘压迫上腹部，快速向上冲击，直至吐出异物。

扫一扫，观看照护视频

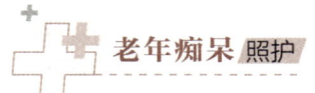

二、当患者出现睡眠问题时，该如何照护？

（一）患者白天睡觉、晚上不睡怎么办？

痴呆患者常常出现睡眠问题，包括白天过度嗜睡、晚上入睡困难、日落激越、睡眠－觉醒节律紊乱、早醒及睡眠间断、晚上躁动或游荡等。患者晚上睡眠质量差，导致白天疲倦感明显，白天睡眠时间增加，生物钟紊乱，昼夜颠倒，对患者和照护者的生活和身心健康都造成了极大的困扰。针对此问题，我们应该怎么办呢？

身体的不适会影响患者的睡眠。因此，照护者需要判断患者的睡眠问题是否与疼痛或其他不适有关。如果自己无法判断，请寻求医疗帮助。在处理身体不适之后，以下措施可以帮助改善患者的睡眠问题。

1. 培养良好生活习惯

1）维持规律的作息将有助于保持昼夜节律，减少睡眠问题。

2）可以给患者提供钟表，有助于增强时间观念。照护者也可以在固定的时间安排一些固定的活动，如早餐后散散步，午餐后玩一玩游戏，晚餐后一起听广播、看电视等，让患者把活动和时间联系起来，增强对时间的感知。

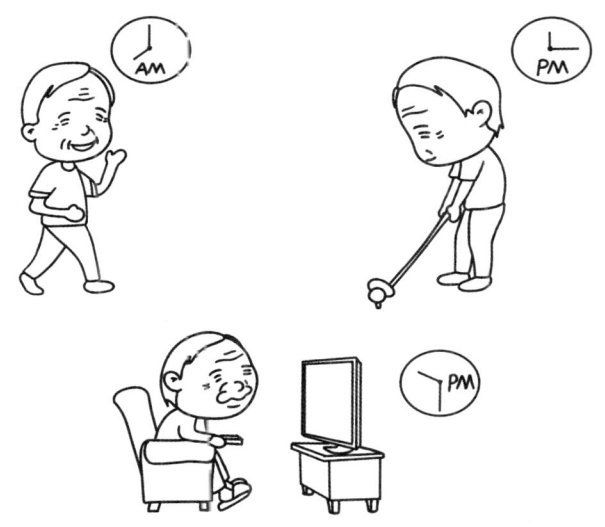

3）增加白天户外活动的时间和活动量，保证充足的阳光照射，可以改善患者的昼夜节律，减少白天睡眠时间，促进晚上入眠。如果患者不能外出，白天可以将窗户和窗帘打开，保持房间明亮，在光线不足时可以使用灯光照明。

4）在睡前形成一些固定习惯也可以帮助患者入眠，例如，睡前如厕、刷牙、听听放松的音乐等。睡前请避免过度兴奋、大声嬉笑等。

2. 创造良好睡眠环境

1）卧室尽量保持安静且黑暗。如果患者醒来时怕黑，或者担心晚上如厕的安全问题，可以装一个小夜灯。注意光源的位置和光的亮度，不可直接射向患者。

2）卧室保持整洁、安全和舒适，并确保床上用品适合这个季节。

3）卧室保持适宜的温度和相对湿度（一般冬季保持在18～22℃，夏季保持在25℃，相对湿度保持在50%～60%）。

4）查看患者时，避免发出噪声，尽量减少患者睡眠时惊醒的次数。

3. 养成良好的饮食习惯

1）避免饮用茶、可乐、咖啡等兴奋性饮料。茶、可乐、咖啡不仅会让患者入睡困难，睡前饮用也会增加晚上如厕的频率，因此请尽量避免饮用此类饮品。如果需要饮用，请尽量安排在早上，午餐后不再饮用。

2）避免吸烟和饮酒。尽管饮酒可能有助于入睡，但是会影响睡眠质量，患者很可能半夜醒来后睡不着。而吸烟会让患者心跳加快，减弱睡眠感。

3）避免饥饿或过饱。睡前几小时的进食量要适中，避免入睡时太饱或者太饿而睡不着。

4）避免口渴或喝水过多。为了防止晚上如厕次数多干扰到睡眠，睡前需避免大量饮水或大量进食含水较多的食物。为避免口渴，请在患者床头放一杯水。

4. 睡前放松

1）睡前可以做一些放松的活动，如睡前1～2小时洗个热水澡可以帮助患者放松、睡前听一些轻音乐可以促进睡眠。

2）使用摇椅、背部按摩等方法促进患者精神及身体放松。

3）以木梳轻柔地长时间梳头，同时按摩双脚脚心有疏肝催眠的作用，使患者产生睡意。

5. 注重晚上安全

照护者请保持较强的安全意识。患者晚上睡眠不好可能会出现反复下床走动、反复如厕的情况，因此走廊或者厕所的灯需保持常亮、门开着，提供安全、无障碍的活动范围，预防跌倒、坠床等安全事件的发生。

6. 用药照护

1）在医生的指导下，根据患者病情服用镇静、催眠药物。常见镇静、催眠药物有不同程度的不良反应，请注意观察，避免出现意外。

2）注意观察患者是否入睡，观察次日觉醒时间、中途有无觉醒、是否出现不良反应。切记不可随意增减药物，要严格执行医嘱，防止发生意外。

3）若患者服药期间有不适，请及时就医处理。

（二）患者出现晚上游走怎么办？

晚上游走是痴呆患者常见的行为之一，这种行为并非单纯的睡眠问题，也可能是患者晚上发生谵妄的表现。晚上游走可表现为无目的或重复的活动，如反复搬移物品、收拾衣物、藏东西、寻找衣服、摸东西等，还有可能会有一些冲动暴力的行为，但是第二日清晨不能回忆前一日晚上的这些行为。这种行为可能会给患者带来危险，因此需要采取措施来确保他们的安全。

痴呆患者可能会在病程中的任意阶段变得糊涂，分不清方向，一旦走出家门就无法辨认回家的路，晚上游走的行为也属于这种情

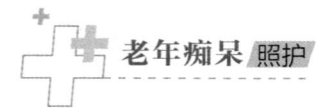

况。但并不是所有患者都会出现晚上游走的行为,也并不是说晚上游走一定是一个不好的行为。当患者处于比较烦躁、坐立不安的情绪中时,在安全可控的环境内走动可以帮助其释放焦虑、缓解不良情绪。

1. 导致患者出现晚上游走的情况

那么什么情况下患者会出现晚上游走呢?常见情况如下。

1)患者寻找厕所。这是痴呆患者晚上游走的最主要原因,当患者起夜找厕所时,他们可能会去到错误的房间,甚至走出家门。

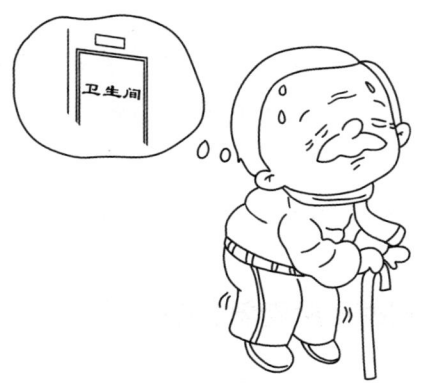

2)醒来后忘记自己在哪里。这种情况下,患者通常在醒来后感觉周围的一切都非常陌生,他们想要出门去寻找自己记忆中的"家",而这个"家"指的是他们从小长大的地方。

3)休息时间不合理。当患者出现晚上游走或起夜的情况时,照护者需要关注患者的作息时间表,观察他们是否因为白天的睡眠过多从而导致晚上的睡意减少。如果符合这种情况,照护者需要控制患者白天睡眠时间,以改善晚上的睡眠质量。

4）患者感到饥饿。饥饿感也有可能使患者出现晚上游走的行为，所以要确保睡前给患者提供小零食。

5）体感过冷或过热。照护者需要依照不同的季节将室内温度调至患者感到舒适的温度，保证患者睡眠时的体感温度适宜。

2. 普适性照护原则

1）帮助患者建立合理的生活规律。制订规律的作息时间表，包括固定的入睡时间和起床时间。这样可以帮助患者建立稳定的日常生活节奏，降低晚上游走的可能性。

2）创建安全的环境。确保患者居住的环境安全。移除可能导致跌倒或其他意外的杂物，确保房间没有锐利的物体或危险物品。

3）提供安全监护。如果患者有晚上游走的倾向，考虑雇用专业看护人员或由家庭成员轮流值夜班，确保他们的安全。也可以使用监测设备，如摄像头或运动传感器，以提醒看护人员。使用安全锁和门窗警报系统，以避免患者离开家中。

3. 针对性照护措施

1）保证晚上的睡眠。

（1）确保患者的睡眠环境舒适和宁静。调节室温，使用柔和的照明和舒适的床上用品，睡前给患者提供小零食避免其在晚上产生饥饿感，并在睡前带患者如厕以减少起夜的次数。这些都可以帮助患者更好地入睡和保持睡眠。

（2）患者白天睡眠最佳时长是 30 分钟。

（3）避免患者摄入兴奋性物质，如茶、可乐和咖啡，尤其是在晚上。这些物质可能会导致失眠和晚上活跃。

（4）在非药物干预方式无效时，寻找医疗帮助。

2）设置白天活动空间。白天活动不仅可以帮助患者缓解无聊和压力，促进心脑血管健康，还能让患者晚上更好地休息。因此，照护者可以为患者设置能够独立走动的空间，并确保活动空间的安全，鼓励患者在其中自由行动。

3）加强防护，防止意外。

（1）可以在房屋内设置运动感应装置和报警系统，在患者移动至不安全区域时发出警报。

（2）患者出现晚上游走时需有专人陪护，避免他们因自我保护能力差，在气愤、抑郁或意识迷糊状态下发生意外，如跌伤、自伤、伤人、玩火、噎食等。

（3）将生活环境中的危险物品收起来，如室内禁放热水瓶、打火机、火柴、玻璃瓶、刀、剪刀等，为患者提供一个安全的环境。

4）用药照护。与医生讨论是否需要药物治疗，以及可能的不良反应和风险。在医生的指导下，根据患者的症状调整用药，并做好用药后的症状记录。

5）寻求专业人士的帮助。照护者需要与专业人士密切合作，定期评估患者的状况并调整照护计划，如使用家庭用谵妄评估量表对患者情况进行评估（表4-1）。医务人员可以提供更具体的建议和指导，以适应患者的独特需求。

表4-1 家庭用谵妄评估量表

临床特征及表现	是	否
我认为他跟平常不太一样		
我经常要重复一遍才能引起他的注意		

续表 4-1

临床特征及表现	是	否
他在白天不太警觉和（或）似乎昏昏欲睡		
他几乎没有自发运动，几乎没有移动上肢		
他经常在晚上醒来、在白天犯困		
他最近变得更健忘		
当谈话停止时，他的眼睛就闭上了		
他很难被唤醒		
他很好斗，想要获得自由		
他说了一些没有任何意义的奇怪的事情		

注：每个条目"否"计 0 分、"是"计 1 分，总得分 ≥ 4 分表示存在谵妄。

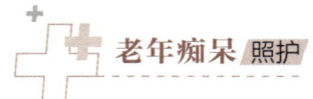

三、当患者出现卫生清洁问题时，该如何照护？

（一）患者不配合洗澡、不愿意洗澡怎么办？

痴呆患者洗澡和自我清洁的能力在疾病的中晚期常常受损，而且会随着认知功能的下降而加重。当照护者想要给患者洗澡时，患者可能会出现抵抗行为，如尖叫、反抗，甚至拳打脚踢等，使得发生意外的风险增加。当患者不配合洗澡、不愿意洗澡时，照护者需要保持冷静，在不引起争执的情况下寻找应对的方法。

1. 合理安排洗澡时间

1）洗澡最好安排在患者最听话、最愿意配合的时间段。

2）尽量保证洗澡是在每日的同一时间进行，以帮助患者形成规律。

2. 做好充分的准备工作

1）洗澡的房间应保持光线充足且整洁，有助于患者找到他们需要的东西。

2）准备好洗澡过程中可能用到的所有物品，如防滑拖鞋、浴巾、洗浴用品等。

3）使用患者习惯的洗浴用品，尽量避免随意更换。

4）选择颜色对比鲜明的毛巾和睡袍等物品，让患者容易识别。如果墙壁是白色的，绿色毛巾就会比白色毛巾更容易看到。

5）准备较浅的洗澡水或放置浴缸座椅，调整好浴室的温度和水温。

3. 洗澡过程中耐心仔细

1）可以让患者在进入浴缸或开始淋浴前先用手触摸水，以帮助他们放松并感到安心。

2）有些患者害怕独自洗澡，照护者请尽量避免在洗澡中途离开。

3）如果患者看起来很害羞、尴尬或不情愿，可以尝试用浴巾或浴袍包裹住其他部位，只露出正在清洗的身体部位。

4）洗澡时动作要轻柔，耐心地给患者讲述洗澡的目的，让患者认识到这是一件舒服的事情，并告诉他们洗澡都有哪些步骤、每一步要注意些什么问题。如果有可能，多鼓励患者自己洗澡。

5）视觉提示也会有所帮助。例如，照护者可以在患者洗澡的时候把香皂递给他们，或者当他们需要擦干的时候拿出一条毛巾递给他们。

6）在洗澡的过程中照护者请保持冷静和耐心，以鼓励的态度对待患者，给患者足够的时间去理解和完成每一项任务。

7）如果患者无原因地抵制照护者的帮助，照护者可以试着离开一段时间，稍后再试一次，可能会更容易完成。需注意，离开期间做到"放手不离眼"，保证患者安全。

4. 防止意外发生

1）行动不方便的患者最好在浴缸中洗澡，或者让患者坐在小凳子上淋浴，防止他们滑倒。

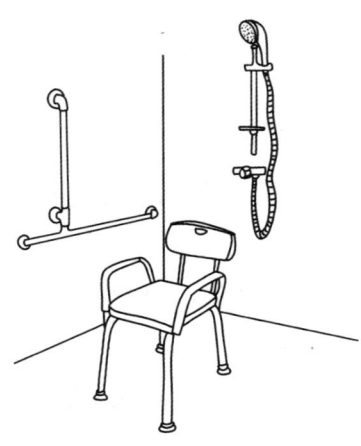

2）照护者请注意自己的安全。在帮助患者进入浴缸时，确保不要拉伤自己的背部。

3）设置好浴室的门，防止患者将自己反锁在浴室里。

5. 患者依然不配合洗澡的替代方案

1）提醒患者餐前便后洗手。可以让患者选择他们喜欢的肥皂（类型和气味），尽量让洗手变得简单愉快。请使用与洗漱台颜色不同的肥皂或肥皂盒，这样他们可以很容易地看到肥皂。洗手后可以使用护手霜，保持皮肤健康。

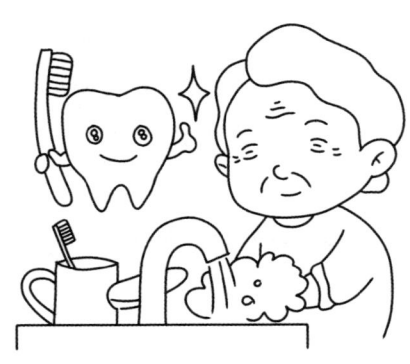

2）牙齿或者假牙每日要清洗2次以维持口腔健康。选择患者习惯和熟悉的牙具和牙膏可能会减少患者的抵抗行为。

3）每日清洗脸部、脚部和性器官以防止感染。

4）每周应该至少擦洗全身2次（不是必须一次性洗完）。找到合适的机会给他们擦洗。例如，可以一日只擦洗上半身，然后在另一日擦洗下半身。

（二）不能进行有效的口腔清洁怎么办？

痴呆患者的口腔卫生问题会引起咀嚼困难、吞咽障碍或其他慢性疾病，与肺炎的发生也有着直接关系。有效的口腔清洁可以改善口腔健康，降低肺炎发病率，改善患者预后。

1. 普适性照护原则

1）定期评估。痴呆患者常不能正确地表达自己的感受，因此龋齿、牙周病或口腔黏膜病的早期症状容易被忽略。照护者需要定期对患者进行口腔状况评估，早期发现异常，及时干预。

2）早晚刷牙。刷牙是运用于所有患者保护口腔健康最有效的方法，应尽可能地鼓励患者自己操作，唤醒他们先前刷牙行为的记忆。

3）使用牙线。使用牙线可以去除牙齿间的牙菌斑，但多数中、重度痴呆患者不能自主完成，需要照护者协助完成。

4）漱口。轻度痴呆患者可以选择漱口（清水和漱口水均可）作为临时清洁口腔的手段。

5）假牙护理。对于佩戴假牙的患者，每次进食后应提醒或协助患者漱口并取下假牙，将假牙冲洗干净后再次佩戴。长期佩戴假牙

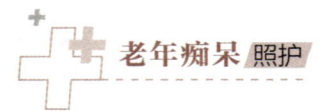

过夜,可能会引起口腔炎,肺炎也会随之而来,因此在睡前必须取下假牙,洗刷干净,放置在专用消毒液中保存。

2. 针对性照护措施

1)牙刷和牙膏的选择。

(1)请尽量选择短硬毛牙刷,这种牙刷对口腔的伤害小、不适感低,同时可以有效去除牙菌斑。如果患者需要照护者帮助刷牙,可以选择把手弯曲45°的牙刷。

(2)牙膏可以选用含氟牙膏、抗菌牙膏、含氟碳酸氢盐牙膏等。

(3)容易呛咳的患者可以用牙刷蘸取少量薄荷漱口水来代替牙膏。

(4)严重虚弱的患者可以将棉签浸在0.2%氯己定口腔清洁剂(也可以选择蛋白生物素)中,然后取出擦洗牙齿内侧和外侧面至少2分钟,以去除牙菌斑。

2)漱口。

(1)痴呆患者口腔唾液分泌减少,容易口干,因此请避免选择含酒精的漱口液或者含甘油和柠檬的漱口液。可以选用喷雾器将水分或保湿液喷入口腔,起到湿润口腔的作用。

(2)可以用纱布蘸取不含酒精的葡萄糖酸氯己定漱口液清洁舌面、鼻咽部及口腔。

3)口腔黏膜护理。

(1)口腔黏膜干燥的患者,清洁口腔后可以选择涂抹润滑油、人工唾液、口腔黏胶等缓解症状。

(2)轻度痴呆的老年人可以选择无糖口香糖、硬糖、冰糖、薄荷糖等刺激唾液分泌。

4）口腔护理。

准备好漱口用物。患者取舒适体位坐于洗手池前，照护者站于患者侧后方，一只手绕过患者的头固定患者下颌，用食指和拇指向下拉患者下颌和嘴唇，另一只手使用牙刷或者其他工具清洁患者口腔。

扫一扫，观看照护视频

5）取得配合。

（1）在口腔护理过程中，当痴呆患者对照护者的问题、指示不理解时，可能会出现沮丧或激惹反应，甚至有抵抗行为。因此，照护者在操作前可以详细讲述要做的事情，在交流过程中取得患者的允许和配合。

（2）特殊情况发生时操作者请中断操作，进行调整，必要时可运用分散患者注意力的技巧来争取继续操作的时间，但是在整个操作过程中均不可束缚患者。

（3）如果患者一直牙关紧闭，就只清洁牙齿外表面。

6）监督和管理。

（1）对于能独立完成口腔清洁但健忘的患者，照护者需要监督和管理。鼓励患者自己进行口腔清洁，指导他们采用正确且有效的清洁方式。

（2）对清洁效果不好的患者，应督促他们再次清洁，必要时可以协助。

7）协助完成。

对于不能自己清洁口腔的患者，照护者可以协助完成。准备适量的温开水，在每餐后协助患者漱口，并使用牙线清洁牙齿缝隙中的食物残渣。

8）对于卧床患者。

（1）对于完全卧床的患者，照护者每日进行2～3次口腔护理。用棉球蘸取护理液进行口腔擦拭，护理时应抬高床头，棉球应挤干至不滴水，以免引起呛咳。

（2）在冬季，可以将护理液适当加温，避免冷刺激引起患者的不适感。根据患者口腔健康状况选择合适的护理液。在口腔护理后再用漱口液含漱1分钟后吐出，可以有效地减少口腔异味。

（3）操作时应动作轻柔，避免损伤牙龈和口腔黏膜。

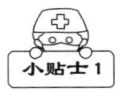

常用口腔护理液

1）生理盐水：适用于口腔损伤患者，杀菌力弱，长期使用容易形成口腔溃疡、黏膜出血。

2）碳酸氢钠溶液：适用于口臭、口腔溃疡、鹅口疮患者，可以降低肺部感染的发生率。

3）过氧化氢溶液：适用于气管插管患者，对牙菌斑效果好，有刺激性药味，泡沫多。长期使用可能导致味觉障碍。

4）银离子抗菌液：适用于口臭、牙菌斑、口腔溃疡、口腔真菌感染患者，价格较贵。

5）含碘消毒液：杀菌力强、作用持久，可消除异味，碘过敏、甲状腺疾病患者慎用。

6）呋喃西林（抗生素类）：适用于口腔分泌物较多患者，适用于冲洗。

7）甲硝唑溶液（抗生素类）：适用于口臭、口腔炎症、牙龈出血患者。

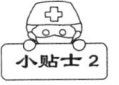
小贴士2

假牙的护理

1）请选用专业有效的、专门为假牙设计的清洁剂、清洁粉、浸泡液等。

2）用软毛牙刷蘸取专门的清洁剂或清洁粉清洗，注意彻底清洗假牙各部位，包括牙托、基托组织面等部位。

3）浸泡或刷洗假牙后，将假牙放入口腔前需要彻底冲洗假牙。

4）选用软毛刷清洁假牙，避免使用摩擦剂，以免损伤假牙。

5）除日常早晚清洁外，每餐后均需要取下假牙进行清洁。

6）睡觉时不佩戴假牙，以利于口腔组织休息。取下假牙清洁干净后请放入干净清水中或专门的浸泡液内。

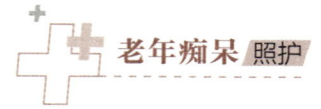

（三）患者大小便不能自控怎么办？

1. 大小便不能自控的原因

随着年龄的增长，老年人可能会因为尿路感染、前列腺问题、药物的不良反应或者其他肠道问题出现大小便不能自控的情况。与没有患痴呆的同龄人相比，痴呆患者更容易发生大小便不能自控的情况。这可能是由于患者的认知功能下降，导致患者可能没有意识到他们想如厕，或者不能够控制排泄行为。除此之外，以下原因也有可能导致痴呆患者大小便失禁。

1）对需要使用厕所的感觉反应不够快。

2）由于行动不便或沟通困难，没有及时如厕。

3）无法找到、识别或使用厕所，如找不到厕所就在废纸篓里小便等。

4）忘记做如厕时需要做的事情，如脱衣服、便后擦拭等。

5）由于尴尬或不理解别人提供的帮助，而不让别人帮忙如厕或拒绝使用厕所。

6）分心或者抑郁导致患者没有做出找厕所的行为。

2. 针对性照护措施

1）树立良好的心态。

（1）理解大小便失禁不是患者的错，不要责骂患者。

（2）注意不要表现出生气或因为患者大小便失禁而沮丧。当患者大小便失禁时，以实事求是的态度面对问题。例如用关心的语气问患者："你是不是来不及啦（或者是不是忘记啦）？"避免患者尴尬。

2）在家让患者更容易使用厕所。

（1）帮助患者识别厕所的位置。例如，可以在厕所门上贴上标识，包括文字和图片。标识要清晰可见，并将其放在患者的视线范围内，确保标识明亮，以便于查看。

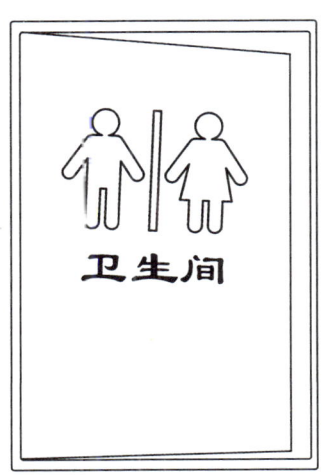

（2）检查厕所里镜子的位置。镜子中患者自己或房间里其他人的镜像可能会让患者误认为厕所已被占用。

（3）让患者更容易找到去厕所的路。移开挡路的家具，并打开患者可能难以打开的门。晚上请保证房间和通往厕所的走廊光线充足。

（4）帮助患者识别马桶或便池。可以使用对比色（如黑色瓷砖上的白色马桶），让患者更容易看到。

（5）选择在使用厕所时便于脱掉的衣裤，如用松紧带的裤子。

（6）如果由于行动不便导致如厕困难，马桶可能比便池更加适合患者，但这需要患者能够识别马桶、知道如何使用，并且愿意使用它。

（7）如果患者活动能力较差，可以利用扶手和升高的马桶座圈。

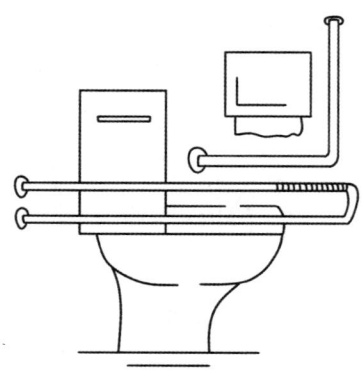

3）让患者晚上更容易使用厕所。

（1）在卧室、走廊和厕所安装红外感应灯，当患者经过时，感应灯自动亮起，这样患者就不会处于黑暗之中。

（2）将小便器或便携式便桶放置于患者床边备用，方便患者晚上使用。

（3）睡前2小时尽量减少饮水。

4）让患者外出时更容易使用厕所。

（1）提前计划。例如，提前找到厕所的位置。

（2）做好准备。例如，使用轻便的失禁内裤、成人纸尿裤或失禁护理垫，携带备用衣服和垫子，备好装脏衣物的袋子。

5）提醒如厕。

（1）可以制订一个如厕时间表，也可以在手机上设置自动提醒。

（2）对于小便失禁的患者，定时（如每2～4小时）询问他们是否需要如厕。

（3）对于大便失禁的患者，记录患者的如厕习惯，提醒他们每日在固定的时间如厕，也可以在进食后几分钟让患者尝试如厕。

（4）患者上完厕所后，要检查患者是否真正用过厕所。

（5）如果患者寻求帮助，请及时给予鼓励和帮助。

（6）如果患者不能清楚地表达想如厕的意愿，照护者可以注意观察患者的如厕征兆，如突然坐立不安、踱步、起身坐下或拉扯衣服等。

6) 确保良好的个人卫生。

（1）照护者请教会患者在如厕后从前往后擦拭，而不是从后往前。

（2）提醒患者在如厕后洗手。使用厕所时，一些便秘的患者可能会尝试通过插入手指来清除粪便。因此，需要确保患者的手和指甲始终保持清洁。

（3）当患者弄湿或弄脏自己时，可以使用柔软的一次性无纺布或湿纸巾进行清洁，也可以用温和的免冲洗清洗剂清洗。请注意不能使用含有酒精等刺激性成分的湿纸巾。清洗后用吸水纸巾轻轻拍干，切勿用力擦干皮肤，最大限度地减少额外的摩擦。

（4）可以选择一款合适的护肤产品，以维持会阴部和肛周皮肤的屏障功能。

（5）脏衣服、可重复使用的垫子或床上用品请及时清洗。

（6）用过的一次性失禁内裤、成人纸尿裤或失禁护理垫请尽快扔掉。

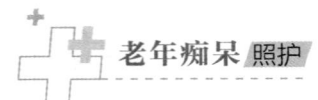

（7）患者可能会因为皮肤长期或反复暴露于大小便中，导致失禁性皮炎，照护者请帮助患者保持皮肤清洁。如果出现问题，请及时就医。

常用护理用具的适用情况、优点与缺点见表4-2。

表4-2 常用护理用具的适用情况、优点与缺点

名称	适用情况	优点	缺点
尿垫、护垫、纸尿裤	大小便失禁	吸水性好，透气，尿液不外溢，可缩小接触皮肤的面积	价格偏贵，更换不及时可引起皮肤湿疹、红斑甚至糜烂
卫生棉条	大便失禁	可截留住粪便，防止流出	患者有不适感，且不利于排气，存在滑落的风险
保鲜袋	小便失禁	使用简便、价廉	仅适用于男性，系袋的松紧要求高，太松容易导致尿液外渗，太紧可造成阴茎缺血性坏死

四、当患者穿衣不合时节时，该如何照护？

随着痴呆患者认知功能下降，他们的日常生活能力会逐渐减退。有的患者对冷热失去了感知能力，没有四季的概念，可能会出现夏天穿棉衣、冬天却穿短袖的情况，让照护者既担心又无奈。正确穿衣这件看似没有难度的小事，在患者身上也充满了挑战。那么怎样让他们正确穿衣呢？

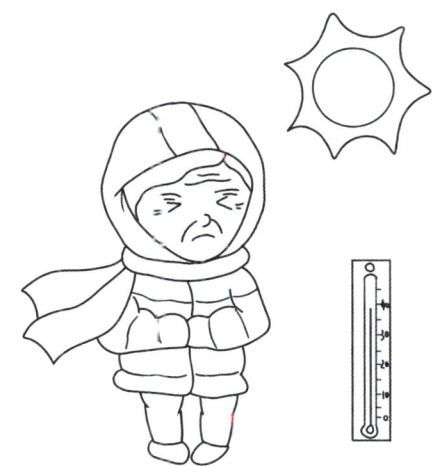

（一）衣物准备

1）如果患者能够自己穿衣，请在存放衣服的抽屉上贴上标签，将整套衣服存放在一起，这有助于他们自己找到合适的衣物。使用标签时，图片和文字的组合比单独的文字更清晰，也更容易理解。

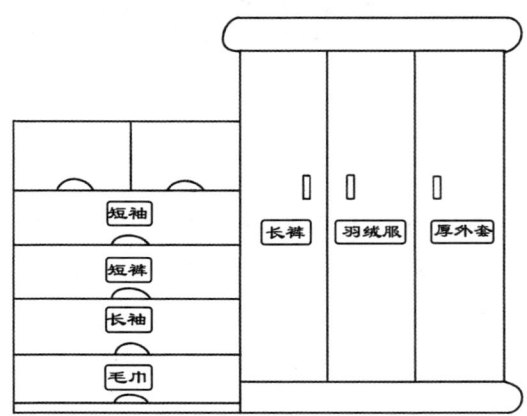

2）如果患者有很多衣服，把他们最常穿的衣服放在容易拿到的地方。

3）不要选择过长的外套或者裙子，防止患者被绊倒。

4）请将不合适的衣物收纳起来，防止患者自行穿上。

5）带鞋带的鞋子对于患者来说可能很难管理，可以为患者选择合适的一脚蹬式鞋子或带魔术贴的鞋子。

6）需要固定衣物时可使用魔术贴固定，不仅使用更方便，也更安全。

7）天气寒冷时，尽量多穿几件薄的衣物，而不是只穿一件很厚的衣服，因为如果太热，患者可以脱下一层衣物。

（二）指导穿衣

1）在穿衣服之前，询问患者是否想如厕。

2）如果患者平衡能力不佳，请提供一把带扶手的椅子，以便他们可以在需要时坐下。

3）将衣服按照患者穿衣顺序依次放好。例如，内衣放在最上面，外套放在最下面。如果他们需要提示，照护者可以引导他们先想想接下来要穿哪件衣物。可以用演示的方法帮助他们理解，如"现在像这样，把你的胳膊穿过袖子"。

4）如果患者把衣服穿错顺序，比如把里面的衣服穿在外面了，这时请不要责备他们，可以机智应对。试着找到一种让你们俩都可以笑一笑的方法，接着鼓励患者重新穿一次。

5）赞美患者的外表，并鼓励他们为自己的外表感到自豪。

6）某些患者可能喜欢佩戴珠宝或手表等配饰。这些物品可能具有情感价值，请支持患者佩戴这些物品。

7）患者对某些衣物的纹理敏感，或者对于新衣服不熟悉，可能导致患者在穿衣服时做出反抗行为。遇到这种情况，请不要强迫他们穿不喜欢的衣物，可以尝试更换为熟悉的，或者使他们舒适的衣物。

（三）季节"灌输"

如果老年人穿衣不符合季节，如夏天穿着棉袄、冬天穿着短袖，照护者可以给患者做一个示范。例如，在夏天到来的时候，照护者穿上棉衣,出汗了,就对患者说:"夏天到了,棉衣该脱下来了,换上短袖多凉快呀!"随即脱下棉衣叠好放在床上,并穿上短袖。同样,天气变冷的时候,也进行添加衣物的示范。持续进行1周,照护者可以模拟相同的场景,也可以让患者摸摸他们自己额头的汗水、试着叠一下棉衣等。

五、如何对患者进行运动照护？

对于痴呆患者，充足的运动至关重要。运动不仅有助于保持肌肉、关节和心脏的健康，还有助于维持健康的体重、保持规律的如厕和睡眠习惯，进而改善患者的认知功能、生活自理能力，以及精神行为症状。在痴呆的早期阶段，将运动计划纳入日常生活是非常有益的，这样可以更容易形成和保持运动的习惯和能力。在痴呆的中晚期，照护者的支持和鼓励对于患者维持运动计划至关重要。

一个全面的运动计划应包括适当的有氧运动、阻力训练、柔韧性运动和平衡训练。然而，由于痴呆患者可能受到年龄、体力和运动功能等方面的限制，进行有效且安全的运动面临挑战。为了确保患者的运动安全，照护者可以与患者一起进行运动。这样可以让运动变得更有趣，并且方便照护者进行管理。

（一）选择合适的运动方式

1）散步是很好的运动方式。天气好时，尽量带患者出去散散步。运动和新鲜空气会让他们感觉更舒服，晚上睡得更好。对于记忆力下降的患者来说，每日走同一条路线可能比较容易。照护者可以一边走一边和患者聊聊风景、周围的人、花香等。每日重复同样的对话也没有关系。

2）跳舞也是很好的运动。如果患者在患病前喜欢跳舞，在保证安全的情况下，可以鼓励他们跟随音乐做一些动作。

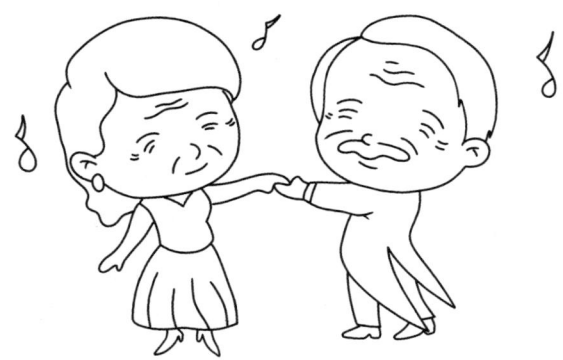

3）如果患者以前喜欢打乒乓球或羽毛球等球类运动，他们可能会很享受击球的乐趣，照护者可以与患者进行相关的运动。

4）将运动生活化也很重要。

（1）起床时或睡前，让患者以坐姿沿着床沿从床的一端移动到另一端。这个运动有助于锻炼腿部肌肉，增强患者从椅子上站起来的能力。

（2）每日在床上平躺20～30分钟，尽量减少背部与床垫之间的间隙。这样可以很好地进行肌肉伸展，加强腹部肌肉力量并放松颈部肌肉。

（3）条件允许时，尝试在站立时保持平衡，可以借助支撑物来完成。这有助于增强患者的平衡能力。

（4）有规律地走动有助于保持腿部肌肉的强壮和良好的平衡能力。

（二）酌情进行运动

1）如果患者无法出门，他们可以在家里做一些简单的任务，如扫地和除尘、使用柔软的橡胶球或气球来回伸展或投掷等。

2）如果患者存在平衡问题，进行坐位运动也是可以的。坐位运动包括各关节和活动部位的伸展、旋转及抗阻运动，柔韧性运动和平衡训练。建议每周 2 次，每次 30～60 分钟。也可以尝试其他运动方式，如手指操、太极拳等。

3）如果患者卧床不起，请警惕压疮和血栓形成。

（1）卧床期间请保持皮肤的清洁干燥，并注意不要在床上拖拉患者。

（2）定时变换患者的体位，一般是每 2 小时翻身 1 次，如果患者极度消瘦，可以增加翻身频率。

（3）能在床上自己活动肢体的患者应该在康复治疗师或者医生的指导下活动膝关节和踝关节，如脚踝屈张与环转运动、膝盖伸缩运动等；病情允许时可以抬高患肢，促进静脉回流。

（4）在患者比较虚弱无法自主完成活动时，照护者可以每日给患者做下肢的按摩，重点是按摩下肢的肌肉。按摩时，应从下而上循序进行，从小腿远端开始，这样能加速下肢静脉血的回流，加速血液流动。

请注意，尽量在每日的同一时间运动，以有序的方式进行，这样就不会增加患者的混乱感和焦虑。如果患者出现异常反应，请立刻停止。同时，运动时照护者请全程陪护，以保障患者安全，并与患者进行积极的交流，促使患者全身心地参与，以达到最佳运动效

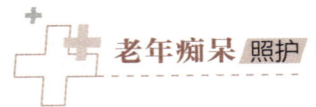

果,并增进照护者与患者的亲密关系。

(三)运动时注意事项

1) 如果患者平时需要用拐杖或手杖之类的辅助设施,可以在运动中继续使用。

2) 运动时,照护者和患者请穿着便于运动的衣服及舒适的平底鞋。

3) 通过简短的对话来评估患者的劳累程度。如果他们能说话,且呼吸不急促,说明运动强度合适。如果他们因为呼吸太急促而无法进行对话,请降低运动强度。

4) 在进行户外活动时,请确保患者佩戴手环、个人身份证明和(或)GPS 追踪器,以防他们走失。

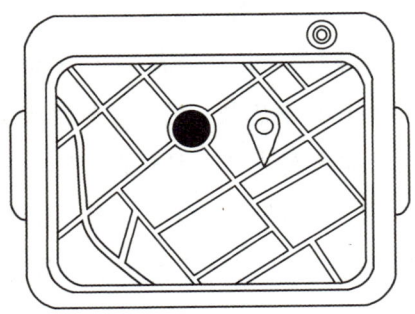

5) 如果患者感到头晕、虚弱或疼痛,请立即停止运动,就地休息。

6) 如果某项运动导致照护者或患者感到身体僵硬、疼痛或肿胀,那就少做此项运动,换成更温和的运动。

7）要及时检查患者的脚或其他部位是否因运动造成了水疱或瘀伤。

8）确保患者在运动中和运动后及时补充水分。

9）经常与医生交流，确保当前的运动是合适及安全的。

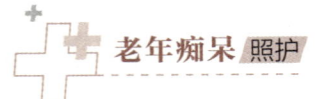

六、当患者出现安全问题时，该如何照护？

（一）患者不慎跌倒后怎么办？

随着病情的进展，痴呆患者的执行能力、认知功能和感官感知能力都在逐渐下降。他们往往会出现行动缓慢、平衡能力减弱和肌肉无力的问题，难以对自己遇见的情况做出及时的反应，因此容易发生跌倒等意外。此外，痴呆患者还可能会服用一些引起困倦、头晕或血压降低等不良反应的药物，增加了患者发生意外跌倒的可能性。

跌倒可能会导致出血、疼痛、软组织挫伤等不同程度的创伤，甚至可能发生脑出血、骨折等更严重的后果，不仅会使患者的生活质量下降，还会使治疗和护理的费用增加。那么照护者应该如何预防患者跌倒呢？如果患者不慎跌倒，照护者又该如何处理呢？

1. 预防跌倒的照护原则

1）环境管理。

（1）保持家里地面清洁、干燥、无障碍物。

（2）常用物品放置在患者容易取放的地方。

（3）调整家具高度和摆放位置，增加厕所扶手，以防跌倒。

（4）保持室内光线充足，晚上开启照明灯。

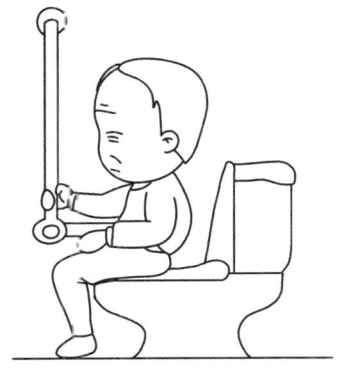

2）患者管理

（1）着装管理。患者衣裤不要过大，裤脚不超过脚面；鞋子大小合适，鞋底防滑，不要赤脚走路，散步时不穿拖鞋。

（2）离床管理。患者活动时应有人在场或搀扶。晚上最好备有床旁坐便器。协助患者安全下床的操作：协助患者起身坐于床上，30秒后协助患者双腿下垂坐于床边；观察患者是否有头晕等不适，协助患者穿鞋；指导患者一只手扶于床尾，调整坐姿，搀扶患者起身；观察患者无不适后，搀扶其活动。

扫一扫，观看照护视频

（3）卧床管理。对于活动不便的患者，可以安装床栏，防止患者坠床，并嘱咐患者不要翻越床栏。

（4）躁动管理。对于极度躁动的患者可以使用约束带保护，使用时注意动作轻柔，同时要经常检查约束部位及受压局部皮肤，避免发生损伤。

3）特殊管理。

（1）服用特殊药物的管理。患者服用特殊药物后，如服用了容易引起头晕、低血压等不良反应的药物，需要加强观察。有头晕或眩晕症状时，嘱咐患者卧床休息。

（2）特殊时间段的管理。18:00—24:00、4:00—8:00是跌倒的高危时段，请注意此时间段患者洗漱、进食、如厕等的照护，防止发生跌倒。

2. 发生跌倒后的照护措施

若患者已经发生跌倒，照护者该怎么办呢？原则上，患者跌倒后，不要轻易搬动患者，应初步评估后再做进一步处理。

1）跌倒后意识不清患者的照护。

（1）立即拨打120。

（2）有外伤、出血时，立即止血、包扎。

（3）有呕吐时，缓慢将患者头偏向一侧，并清理口、鼻腔内的呕吐物，保证呼吸道通畅。

（4）如需搬动，请保证平稳，尽量平卧，整体搬运。

（5）对于头颅损伤等引起耳鼻出血的患者，不要用纱布、棉花、手帕等去堵塞耳鼻，否则可能导致颅内高压，也有可能继发感染。此时应让患者平卧，保持呼吸道通畅，及时转运。

2）跌倒后意识清楚患者的照护。

（1）询问患者是否有剧烈头痛，观察是否有恶心、呕吐的情况，检查是否有口角歪斜、言语不利、手脚无力等情况，如有，请不要立即扶起患者，否则可能加重脑出血或脑缺血，使病情加重。

（2）如有外伤、出血，立即止血、包扎。

（3）查看有无肢体疼痛、畸形、关节异常、位置异常等提示骨折的情况。请不要随便搬动患者，以免加重病情；检查有无腰、背部疼痛，双腿活动或感觉异常及大小便失禁等，这些症状可能提示腰椎损害，应立即就医。

（4）视情况将患者转移至床上或安置在安全处。

（二）对于不能下床的患者，应该如何照护？

随着疾病的发展，痴呆患者会逐渐丧失认知功能和基础的运动能力，最终可能完全依靠他人进行生活照护，不能走路、不能下床。因此，照护者必须做好卧床患者的照护，尽量避免各种并发症的发生，如坠积性肺炎、尿路感染、压疮、深静脉血栓形成、关节挛缩等。

1. 饮食护理

1）请保证饮食营养均衡，并为患者提供愉悦的进食环境。照护者可根据患者的喜好提供色香味俱全的饮食，有条件的家庭可以请营养师指导制定食谱。

2）病情允许的情况下，以经口喂食为主。喂食时让患者取坐位或半坐卧位。照护者耐心地小口喂食，给予患者足够的咀嚼时间，防止呛咳。

3）饮食以清淡无刺激的软食为主，注意搭配适量的粗纤维食

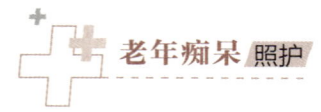

物，防止便秘。

2. 用药照护

1）遵医嘱，按时、按量协助服药。

（1）如果患者吞服药片有困难，可将药片研碎后溶于水中喂服（肠溶片除外）。

（2）喂药时请注意，药物不宜过早溶解或稀释，以免降低药物的疗效。

（3）抗生素最好单独使用，不与其他药物一起服用，才能够达到最理想的效果。

2）注意观察及处理药物不良反应。

（1）由于大多数痴呆患者服药后不能诉说不适，照护者要细心观察并记录患者服药后是否有不良反应。例如，胆碱酯酶抑制药（多奈哌齐、加兰他敏等）常见的胃肠道反应有腹泻、恶心、呕吐、食欲减退等。NMDA 受体阻滞剂（美金刚）可能出现幻觉、意识模糊、头晕、头痛和疲倦等。

（2）如果出现药物不良反应，请及时与医生沟通，以便于医生调整用药方案。

3. 预防肺部感染

1）每 2 小时给患者翻身及叩背 1 次。具体操作：向患者解释翻身及叩背的目的，取得其配合。整理被褥，让患者双手交叉抱于胸前、屈腿踩在床面，协助患者翻身侧卧。叩背时使用空心掌，由下向上、由外向内轻叩。翻身时要注意防止患者着凉。

2）如患者出现上呼吸道感染症状，请与医生联系，及时处理，防止病情加重引起肺部感染。

3）家中应常备电动吸痰器，遇到痰液不容易咳出时，可以帮助患者将痰液吸出。

扫一扫，观看照护视频

4. 保持清洁和预防压疮

1）每 2 小时给患者翻身及检查受压部位皮肤 1 次，也可根据患者情况，调整间隔时间。

具体操作：向患者解释翻身的目的，取得配合。整理被褥，让患者双手交叉抱于胸前、屈膝踩在床面，协助患者翻身侧卧。依次检查头部、背部、骶尾部、踝关节及足跟皮肤受压情况。背部垫枕头或翻身枕，减轻受压部位压力，调整舒适卧位，必要时足跟部垫软枕减压。

扫一扫，观看照护视频

2）请尽量给患者留短发，勤剪指甲。

3）每日早晚为患者用温盐水或专用漱口液各进行 1 次口腔护理。进行口腔护理时，注意让患者侧卧，棉纱布浸湿温盐水或专用

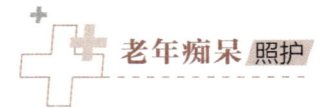

漱口液后拧干，用镊子夹紧棉纱布清洁口腔。

4）每日用温水为患者擦浴1次，以保证皮肤清洁，预防毛囊炎等皮肤感染。

5）大便后用温水冲洗会阴部及肛门周围，保持局部清洁。

6）衣裤、床单、被套、枕套等要用柔软透气的棉制品。可在床单上加垫一层橡胶中单和棉布中单，这样弄脏后只需更换中单。床垫使用气垫或海棉垫，并在骨头突出部位垫上中空气垫圈。

5. 防止深静脉血栓形成与肌肉萎缩

每日协助患者进行膝、踝、趾、腕等关节的伸屈和旋转运动。运动时依次活动每个关节，每个关节先做3～5次伸屈，然后再做轴性旋转，并在极限位置停留2秒左右。具体内容参见第三章"痴呆的常见合并症"相关内容。

6. 做好各种管道管理

1）部分病情较重的患者由于治疗需要，留置各种管道，如导尿管、胃管、吸氧管等。照护者在留置管道期间要注意加强管道管理，如反复向患者讲解管道的重要性，不随意更换管道固定的位置，在协助患者翻身或活动时注意保护管道，必要时在医护人员的协助下给予患者保护性约束，防止患者因不适而拔管。

2）对于留置导尿管的患者，夹闭导尿管，每2小时放尿1次，以维持膀胱收缩功能。

（三）患者发生压疮怎么办？

压疮，又称压力性损伤，是指由压力或压力联合剪切应力导致的皮肤和（或）皮下组织的局部损伤，通常发生于骨隆突处，表现为局部组织受损但表皮完整或开放性溃疡，同时可能伴有疼痛等症状。压疮可能导致患者生活质量下降、医疗费用增加，并造成医疗资源占用，给家庭和社会造成严重的负担。

1. 预防原则

1）适时变换体位。这是最基本、最简单的有效地解除压力的方法。建议每隔 1～2 小时给患者翻身 1 次。

2）保护患者的骨隆突及支撑区。选择一种合适的具有压力缓解作用的减压装置来支撑患者身体（表 4-3）。

表 4-3 常用减压装置

类型	装置名称	作用
全身减压装置	气垫床	通过脉冲式充气，变换承受压力的部位，缩短每个部位受压的时间，达到预防压疮的目的
局部减压装置	翻身枕、啫喱垫、泡沫减压垫等	使用比较广泛，常用在枕部、肩胛部、骶尾部、足跟等易发生压疮的骨隆突部位，起到缓解压力的作用

3）避免产生剪切应力。

（1）当床头抬高 30°时就会产生剪切应力导致骶尾部受压。因此，患者半坐卧位时床头抬高不应超过 30°，且不超过 30 分钟。

（2）如果患者因病情需要取半卧位，可以在患者的臀下给予必要的支撑，避免患者下滑产生剪切应力。

4）皮肤护理。保持皮肤清洁，避免皮肤过度干燥，避免对局部发红皮肤进行按摩。

5）提供足够营养。摄入充足的蛋白质可明显减少压疮发生，补充矿物质、维生素有利于损伤的愈合。

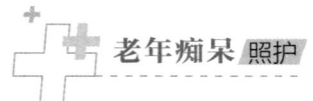

2. 发生压疮后的照护措施

不同分期的压疮需要不同的照护措施，并且压疮分期的判断及护理是一项专业性较强的工作。一般照护者在发现患者存在皮肤问题时，首先应到专业机构寻求专业人士的帮助，如综合医院的伤口门诊、社区医院门诊，并在专业人士的指导下进行预防和护理。

1）1 期压疮。

（1）1 期压疮的皮肤是完整的，出现局部红斑，用手指压之不褪色，通常位于骨隆突处。如患者肤色较深，可能不会有明显的变红或变白，红斑的颜色可能与周围的皮肤颜色不同，同样存在手指压之不褪色的特点。

（2）局部皮肤可以给予具有促进组织修复功能的液体敷料外涂，具体用药请咨询医生。

（3）为预防压疮的产生及进一步发展，可以采用一定的预防措施，具体参考"预防原则"。

2）2 期压疮。

（1）2 期压疮表现为表浅的开放性溃疡，伤口呈粉红色，无腐肉；也可以表现为完整或破损的浆液性水疱。

（2）小水疱（直径小于 5 毫米、疱内液体少于 0.5 毫升）的处理：未破的小水疱要避免摩擦，防止破裂感染，尽量让水疱自行吸收。照护者可以先按伤口消毒标准消毒后，粘贴透气性薄膜敷料或水胶体敷料，水疱吸收后再将敷料撕除。更换时从周边向中间慢慢去除，避免 90°撕除造成机械性皮肤损伤。如果敷料粘贴期间出现卷边情况，可以用剪刀剪去卷边部分，尽量减少全部去除敷料的次数（请在专业人士的指导下完成）。

（3）大水疱（直径大于5毫米、疱内液体大于0.5毫升）的处理：大水疱可以在无菌操作下加以处理（在专业机构进行）。

3）3期、4期、不可分期压疮。

对于3、4期、不可分期压疮的压疮伤口主要处理是彻底清创，去除坏死组织，控制感染，选择合适的伤口敷料促进愈合。请寻求医疗机构专业人士帮助。

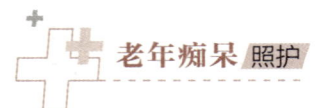

七、当患者做不好事的时候我们应该全权代理吗？

随着疾病的发展，我们会发现痴呆患者做事能力越来越差，会出现比如做饭不放盐、洗菜不干净、叠不好被子、穿不好衣服等情况。若照护者全权代理帮助患者，也许更节约时间，也更整洁，但是这样会加速患者认知功能和执行能力的衰退。因此，在保证安全的前提下，照护者可以通过训练来维持和提高患者的生活自理能力，请尽量避免全权代理患者的日常生活。

那么，当患者出现做不好事情的情况时，照护者应该如何应对呢？这里以患者做饭忘记放盐为例，照护时需要掌握以下应对措施。

（一）心理支持

1. 重视

在日常相处中尊重患者，鼓励患者参与适量的家务活动，让患者感觉到"我正在被重视，我被需要"。

2. 安抚

当患者做饭忘记放盐时，可能会产生挫败感，产生焦虑、抑郁等心理，可能还会伴有自责自罪、自我评价过低等情况。此时照护者请不要指责患者，尽量耐心与其沟通，关心、呵护患者，使患者保持愉快的心情，给患者提供精神上的安慰。

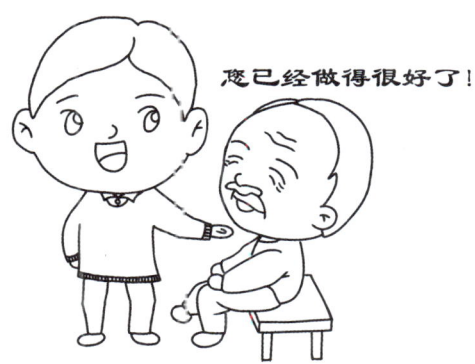

3. 赞扬

照护者可以对患者做饭这个行为给予肯定和高度的赞扬,对忘记放盐的行为表示理解,并有意识地忽略。让患者发现自己的优势,增强患者的自信心,提高患者的积极性。

(二)记忆力训练

训练原则:充分发挥患者的主观能动性,鼓励患者主动参加,注意个体差异,以简单内容开始,循序渐进,量力而行,持之以恒。具体训练方法如下。

1. 轻度痴呆患者的记忆力训练

患者在做饭时经常忘记放盐,照护者可以采取一些辅助措施强化放盐这一行为。例如,将"放盐"两个字贴在显眼的位置,或者在调料罐上贴上大大的"盐"字等,用于提醒患者放盐。

2. 中度痴呆患者的记忆力训练

可以采用追忆"怎么做饭"的方法,让患者回忆并讲述做饭的过程及相关的事宜。同时，将做饭所用工具及调料放在固定的地方，便于患者记忆。

3. 重度痴呆患者的记忆力训练

患者做饭时，照护者请在旁协助、提醒，保证安全。同时，可以为患者讲解做法，或让患者边做边复述，这样可以让患者知道自己正在做什么，以此来刺激患者感官，达到加深记忆的目的。

（三）感觉功能训练

可以引领患者做一些简单的舞蹈动作、打八段锦、抛掷球等，来刺激患者不同的感觉器官，促进感觉功能活动，从而在一定程度上保持感觉的灵敏度。

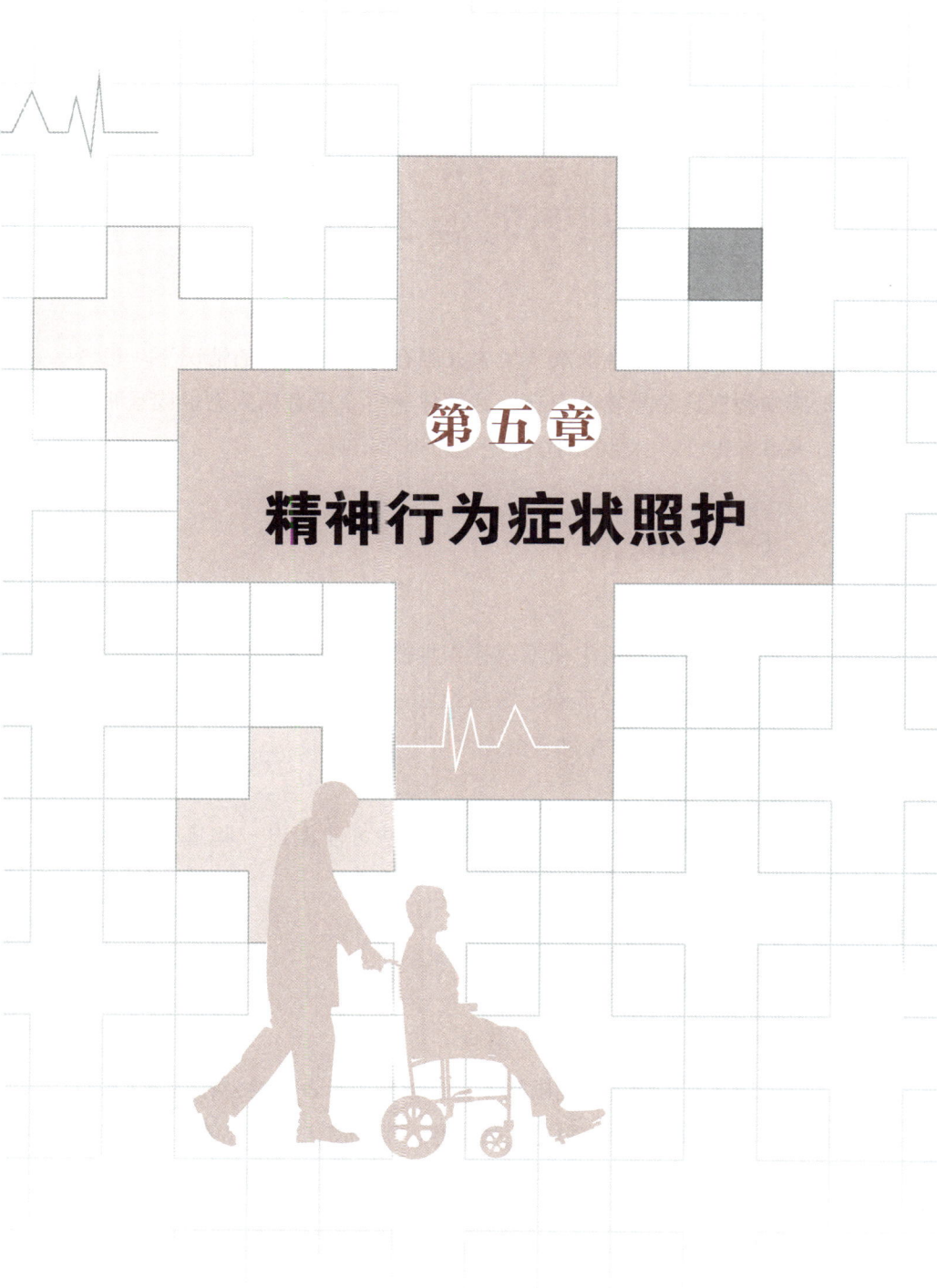

第五章
精神行为症状照护

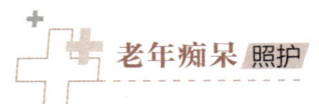

一、当患者说出现幻视/幻听时怎么办？

幻觉是指在客观现实环境中并不存在某种事物的情况下，患者却感知到有这个事物的存在，这种体验常令患者感到恐惧或紧张。痴呆患者比较常出现的幻觉类型是幻视和幻听。

（一）幻视

1. 幻视内容

患者在现实环境中清晰或模糊地感知到形象、人物或风景，有时可能是一些恐怖的形态。这些幻觉可能是静态的，也可能是活动的，就像放电影一样生动多变。

2. 患者表现

患者会感到紧张、害怕、惊恐，并可能做出一些逃避及攻击行为。

（二）幻听

1. 幻听内容

幻听声音的来源及清晰程度各不相同。患者可能会听到别人说话的声音，比如有人命令自己去做某事，听到有人说自己的坏话或者听到别人在讨论自己，也可能是听到音乐或者大自然环境中的声音等。

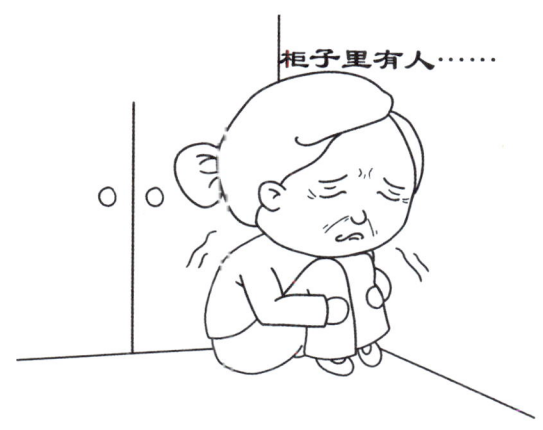

2. 患者表现

患者会表现出烦躁不安、发脾气,和幻听交谈或对骂,甚至听从幻听的指示做出一些危险的行为,如自伤、自杀、伤人、毁物等。

(三)出现幻觉的原因

1. 疾病对大脑的影响

患者因认知功能下降,大脑感知和接受外部刺激的能力受损,大脑可能根据过去的生活经验、人格因素等,重新构建现实与环境,从而导致了幻觉的产生。例如,患者曾经的生活很幸福,和老伴的感情非常好,但是,老伴过世了,患者就可能出现老伴依然陪伴在自己身边的幻觉。

2. 环境因素

环境中有很多因素都可能刺激痴呆患者出现幻觉,如墙上的镜子、窗户的反光、黑暗中的阴影、电视或者手机发出的声音等。幻

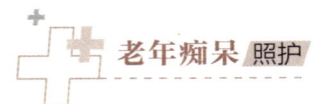

觉通常发生在光线不够充足的时候,如黄昏时分。

3. 身体原因

如果患者本身存在视力和(或)听力的问题,也有可能导致幻觉发生。

(四)应对措施

当痴呆患者出现幻觉时,除了药物治疗外,更重要的是亲友的交流与关怀。照护者请尽量不要与患者争辩,或企图说服患者接受其所看到或听到的内容不是真实的。与此同时,试着寻找可能刺激患者出现幻觉的客观刺激因素,并消除这些刺激因素。幻觉发作时,具体应对措施如下。

1. 消除客观刺激因素

照护者请注意观察,及时发现环境中存在的可能会引起患者出现幻觉的刺激因素,并加以调整,如墙上的阴影、镜子的反射、光线的明暗不清等。

1)请尽量保持室内环境简洁清爽、光线柔和。

2)使用能遮挡强光的遮光材料,避免墙上出现阴影让患者感到不适。

3)移走房间中的镜子,避免患者看到镜中人物后产生屋中有人的幻觉。

4)减少室内的噪声,避免噪声刺激患者出现幻觉等。

2. 耐心、倾听、陪伴

1)照护者请耐心聆听患者的倾诉,接纳患者因幻觉而产生的真实感受。

2）在患者害怕的时候给予陪伴和安慰，保证患者的安全，请不要把患者一个人留在房间里。

3）陪患者外出散散步，或者换一个环境，转移其注意力。

4）陪患者聊一些他感兴趣的话题，如音乐、印象深刻的往事等。

5）温柔地拍拍患者的肩膀并说些安慰的话语，如"别担心，我在这里，我会保护你的""别担心，我会照顾好你的"等。

3. 接纳、帮助

1）对于患者诉说的幻觉，不要急着纠正，用患者听得懂的语言安抚他们的情绪，为他们提供帮助，帮他们解决问题，让他们感到安全。例如，当患者看到窗户上有虫子感到害怕时，照护者可以做出一些驱赶的动作，帮助患者把"虫子"赶走。

2）接受患者的幻觉不代表自己必须撒谎，如果他问："你看到它了吗？"你可以回答说："我知道你看到了什么，但我没有看到。"

3）如果幻觉不会导致危险行为，那么可以不进行干预。

4. 适当运动

运动可以分散患者的注意力，减轻患者的孤独感，从而降低异常行为的发生频率。但应注意，运动的种类和强度应适合患者的身体状况，并且动作宜简单。请不要强迫患者做一些力所不能及的事情，避免增加他们的挫败感。

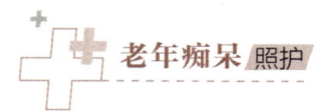

二、当患者说身边有人要伤害自己时怎么办？

被害妄想是痴呆患者常见的症状之一，常常表现为毫无依据地坚信自己受到迫害、欺骗、跟踪。例如，患者认为自己的饮食被人下了毒，或者认为周围的人都在对自己进行造谣诽谤等。这些想法往往会使患者变得极度敏感、处处防备，且随着病情的加重，患者可能反复出现被害妄想。照顾此类患者时，可以尝试以下方法。

（一）耐心、温和

不批评，不责备。不把患者的话放在心上，理解他们出现妄想症状是因为生病了。

（二）不要试图改变他们的想法

虽然在照护者的眼中，患者说的这些事情都是虚构的，但是在患者的认知中，这些事都是真实的。因此，照护者可以试着认同他们的感受并给予安慰，减少敌对感。例如，当患者认为自己丢失了某件特殊物品时，照护者可以帮助他们寻找，或者给他们提供一个可替代的物品。直接反驳或试图纠正他们的想法，都会让结果变得更糟糕。

（三）分散注意力

可以用简单的语言与患者沟通、与患者共同进食、带患者做一些感兴趣的事情来分散他们的注意力，从而减少被害妄想症状的发生。

（四）做好日常照护

密切关注患者的情绪反应，及时与医生沟通，尽量规避可能造成被害妄想发生的药物、环境等刺激因素。同时，为保证患者安全，请保管好刀、剪、绳等危险物品，关闭好门窗，让患者远离危险环境。此外，可以为视听觉障碍的患者配备眼镜和助听器，减轻他们因为生理改变带来的不适或安全感缺乏。

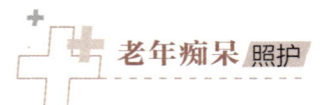

三、当患者出现攻击行为时怎么办？

痴呆患者可能会出现攻击行为，包括身体攻击（打人、推人、投掷物品砸人、性骚扰等）和言语攻击（辱骂、斥责、唱反调、咆哮等），会给他人的躯体或心理造成伤害。

（一）可能原因

1. 身体不适

身体不适的原因很多，可能是泌尿系统感染或其他感染造成的不适，或者是疼痛，或者是休息或睡眠不足引起的疲倦，或者是饥饿或口渴引起的不适，或者是服用多种药物引起的不良反应等。

2. 环境刺激

如大音量的噪声，或者被一大群人或陌生人包围（即使患者处于熟悉的环境中也可能发生）。

3. 交流不畅

交谈者的沟通方式不够简单明了，或者交谈者一次性提出过多问题或陈述观点过多，导致患者无法理解。此外，当患者感知到交谈者的消极情绪（压力或易怒等）时，也有可能造成交流不畅。

（二）针对性照护措施

患者出现攻击行为时，照护者需分析并找出引起精神行为症状的原因，加以预防，并通过疏导、解释、转移注意力等方法来解决。

1. 排除疼痛

疼痛容易引起患者的攻击行为。若攻击行为是由疼痛引起，需及时就医，解除疼痛。

2. 态度友善、不责备

1）照护者需保持稳定积极的情绪，患者若感知到照护者的消极情绪（焦虑、易怒等），容易不安，产生攻击行为。

2）友善地对待患者，不责备，不强行制止患者的行为，耐心地用患者能够理解的沟通方式安抚他们，必要时可以转移患者的注意力。

3）在保证患者安全的前提下，尽可能忽略患者的攻击行为，使患者能更快地平静下来。但照护者需要保护好自己。

4）在日常照护当中，关注和尊重患者，多给予他们鼓励、表扬，减少他们的挫败感，并多给予陪伴。

3. 提供安全环境

1）尽量为患者创造安静、舒适、轻松的生活环境，如果发现刺激源，需及时改善或让患者远离刺激源。

2）及时发现环境中可能对患者造成影响的因素，如噪声、强光和影子，以及避免患者被过多或不熟悉的人包围。

3）保持生活环境的稳定，如固定常用物品的摆放和收纳位置等，避免环境改变或更换照护者引起患者内心的失落感，从而产生攻击行为。

4）妥善保存刀、剪刀等危险物品，在不限制行动的同时，做好安全防护。

4. 与患者进行身体接触时的注意事项

1）在进行需要身体接触的照护行为时，提前用简单易懂的语言与患者进行沟通交流，尽量让患者一起参与，不要突然或强制进行。例如，洗澡时让患者自己解开衣扣、自己涂抹沐浴露等。

2）转移患者的注意力。可以通过播放音乐、聊患者感兴趣的话题，减轻因身体接触造成的威胁感。

5. 调整患者节奏

1）保持规律的作息，日常生活尽量简单化。

2）对患者难以做到的事情及时给予帮助，不强制患者做自己不能完成的事情。

6. 及时安抚

1）当患者出现情绪激动、坐立不安的时候，及时给予安慰，转移他们的注意力。

2）可以握着患者的手，抱抱患者的肩膀，寻找一个愉快的话题，找一些患者感兴趣的事情，让患者慢慢平静下来。

7. 鼓励患者参与活动

1）制订适合患者能力的活动计划，让患者动起来，坚持规律的身体锻炼。

2）鼓励和支持患者参加感兴趣的娱乐活动及社交，增加患者的自信心及愉快感。

3）需要患者参与约会或活动时，最好选择一个患者最能处理新信息或环境的时间来进行。大多数人在一日中的某个特定时间能更好地学习、运动或处理信息（如大多数人早上学习的效率会比较高）。

8. 必要时约束患者

1）当患者的攻击行为可能对自己或他人造成伤害时，可采用躯体约束来保护患者。

2）约束过程中照护者需要在患者身旁看护，防止约束引起更严重的异常行为。

3）攻击行为消除后，请尽早解除身体约束。

9. 及时就医

如果患者频繁出现攻击行为，请及时到医院进行治疗。

四、当患者一些行为或者言语有失大雅时怎么办？

在疾病的中晚期，有些痴呆患者会因为认知功能下降、理解能力下降、表达能力下降，出现言语不当和行为不当的问题，可能会给患者及其照护者带来很大的压力。例如，患者可能会不得体地评判另一个人的外表，令对方难堪或感到被骚扰；也有患者可能会用不恰当的言语与他人交谈，甚至会在不适当的时间或场合脱下衣服，在公共场合触摸自己的生殖器部位等。这些行为被称为脱抑制行为。

脱抑制行为发生的原因有很多，有时这些行为可能与大脑中发生的变化有关，有时可能是环境中的事件或因素触发了这些行为。如果照护者能够找出引发这些行为的原因，就能找到防止这种行为再次发生的方法。

（一）可能原因

1. 混乱

有些脱抑制行为的发生是因为痴呆患者混淆了他人的身份。例如，他可能会错误地认为护工或者他的女儿是他的妻子，并因此做出不恰当的行为。

2. 不适

患者的一些行为，如在公共场合脱衣服或抚摸自己，可能是不舒服的表现，例如，感觉太热或太冷，或者衣服太紧等。

3. 定向障碍

患者可能分不清时间和地点。例如，他们在外时可能会认为自己在家里的浴室或卧室里，正准备洗澡或睡觉。

4. 记忆力丧失和技能丧失

有时，脱抑制行为的发生是因为患者忘记了他们在哪里，不知道得体的重要性，如不知道如何穿衣服，甚至不知道穿衣服的必要性。他们可能需要如厕，但却忘记了厕所在哪里或如何使用。

（二）针对性照护措施

1. 观察和记录异常行为

观察和记录异常行为有助于寻找患者出现脱抑制行为的原因，也有助于理解患者特定行为方式，帮助找到合适的应对方式。

1）持续观察和记录患者的脱抑制行为。

2）详细记录与患者生活及安全有关的脱抑制行为，应包括具体的行为方式、对生活的影响程度、引起脱抑制行为的事件、患者的身体状况，以及脱抑制行为发生时周围的环境等。可参照患者脱抑制行为记录表（表5-1）记录。

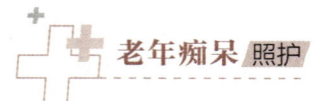

表 5-1 患者脱抑制行为记录表

日期	时间	脱抑制行为	对生活的影响程度①	诱因	身体状况②	环境③	备注

注：①对生活的影响程度指对照护者和患者生活影响的大小，可以填写轻度、中度、重度；②身体状况指发生这些脱抑制行为时患者的意识、生命体征（体温、脉搏、血压），有无噎食、烫伤、跌倒、大小便失禁、外伤等；③环境指患者产生脱抑制行为时的环境，包括自然环境、人际环境，即当时环境有无改变、周围是否人多、环境是否嘈杂、是否是患者喜欢的场景等。

2. 减少生理、心理因素对患者行为的影响

1）积极治疗患者的身体疾病，加强日常生活护理，以减少患者的不适感。

2）尊重患者的人格，经常用肢体接触和亲切的话语给予关心和爱护，如抚摸头发、拥抱或抚摸手臂，保持"亲人"般的情感交流。

3. 寻求医疗帮助

医生可以检查患者是否因为身体疾病、药物不良反应或不适导致了脱抑制行为。找出原因后，医生可以为照护者提供建议。

4. 安全护理

1）当患者出现脱抑制行为时，可以将其带到一个安全的地方，或者给他们一些其他的事情去做，或者让他们摆弄一些其他的东西来分散注意力。

2）脱抑制行为可能会让照护者感到很尴尬，但请耐心回应，尽量不要反应过度。记住，脱抑制行为是病情的一部分。

3）当患者很激动的时候，要避免与之争吵或争论，尽量使其安静下来。避免禁止性、命令性语言和对其躯体的约束措施，这些措施可能会适得其反。

4）对突然出现暴力行为的患者要保持冷静，尽量使用柔和的语调安抚患者，并及时采取应急措施，必要时为保证安全可给予患者适当的保护性约束。

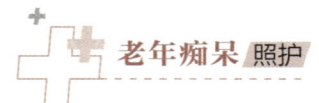

五、当患者出现情绪低落时怎么办？

对于痴呆患者来说，情绪低落是一种常见的症状。由于大脑的病理性变化和认知功能的下降，他们可能会产生许多负面情绪，如沮丧、焦虑、愤怒、孤独感和失去兴趣等。愉悦的身心能够延缓痴呆的进展，但患者常常基于种种原因与外界交流减少，表现为情绪低落，严重者会达到抑郁症的疾病状态，进而加剧大脑的退化，加速认知功能的下降。因此，改善患者的情绪状态可以延缓疾病的发展。有哪些方法可以改善患者的情绪呢？

（一）提供心理支持

与患者保持亲密联系，经常表达关心和爱意，并给予他们情感上的支持和理解。为了让他们感到被重视，照护者请尽可能与患者面对面交流，建议每日至少半小时。此外，照护者请尽量了解患者情绪低落的原因。在与患者交流的过程中注意以下事项。

1. 投入语言情感

1）语调低、语速慢的语言让人感到安慰、亲切、平静，简单、正面、直接、形象化的语言便于理解。例如，要求患者做某件事情时，可以用简单明了的语言："我现在要帮助你到卫生间洗漱。"

2）鼓励、赞赏、肯定的语言会给患者足够的安全感。例如，当患者完成某些事情时及时给予赞赏："刚刚你下厨做的晚餐，味道真是好极了！"

2. 投入肢体语言

通过肢体接触或必要的手势，如握着患者的手或用关心的眼神与其对视，可加强患者对照护者的信任。

（二）认知行为心理干预

认知行为心理干预是通过纠正患者的不良认知来改善其心理状态和行为。照护者可以通过患者的异常心理状态和行为发现产生不良认知的原因，在生活中多次向患者证明这些不良认知是错误的，进而建立正确的认知，改善不好的心理和行为。

如果患者认为自己的存在导致了家人的不快乐，认为自己是家人的拖累，因而产生了不良的情绪及消极的观念。这时，照护者可以多陪患者参与家庭聚会、鼓励患者做力所能及的家务、引导患者感受家人和自己在一起时的愉快氛围。

当患者完成力所能及的家务时，及时给予肯定及赞扬，让患者发现自身的价值，消除不良情绪，纠正错误认知。

（三）支持性心理干预

支持性心理干预是采用合理的方式，如指导、激发、鼓励、支持、怜悯、说服等，引导患者的积极情绪。主要方法如下。

1. 怀旧疗法

引导患者回忆过往具有重要意义的事件，如"回忆过往的工作经历""喜欢过的音乐和电影""与亲人的一些温馨瞬间""最有成就感的事情""去过最美的地方""对自己过去的评价"等。让患者在过去真实发生的事件中重新审视、了解、接纳自我，肯定自我价值，增强自尊感。

在这个交流过程中，患者具有较强存在感，不会觉得没人关心、备受冷落。回忆温馨的往事，可减少其内心的孤独感，对患者的情绪、认知功能方面都有积极作用。

怀旧疗法的更多细节请参考第二章"痴呆治疗"的相关内容。

2. 表扬

给予足够的表扬本身就是一种很好的支持性行为，有利于增强患者的自信心，提高患者的自我评价。这里需要注意的是，表扬要结合具体的事情，而且要真诚、切合实际，这样才能得到患者的认同。

3. 合理化和重构

合理化和重构可以帮助患者从不同角度看待事物。请避免唐突的感觉，同时请避免争论或矛盾。例如，患者认为自己不能为孩子提供帮助时，照护者可以告诉患者："孩子们已经长大了，他们已经能很好地处理自己的事情了，而且，你放手让他们去闯闯不是对他们更有帮助吗？"

（四）自我放松训练

自我放松训练是一种通过训练有意识地控制自身的心理生理活动，降低唤醒水平，改善机体功能紊乱的治疗方法。照护者可以协助患者,并引导患者进行自我放松训练。可以尝试以下几种方式。

1. **呼吸松弛训练法**

1)主要采用稳定、缓慢深呼吸,达到身体松弛的目的。

2)一般呼吸频率在 10～15 次/分(也需因人而异,并可通过循序渐进的训练来达到目标)。可以坐着或躺着训练,吸气时双手慢慢握拳,微屈手腕,最大吸气后屏息 3 秒左右,再缓慢呼气,同时双手放松,处于全身松弛状态。如此重复练习。

3)每日练习 1～2 次,每次 10～20 分钟,一个周期为 15～20 天。如果患者在一个周期的训练过程中有不适应的情况,可以在训练过程中间断休息,循序渐进。一个周期后可以休息几日再进入下一个周期。

2. **想象松弛训练**

当遇到不良情境产生紧张、恐惧和焦虑时,可通过想象,主动地使自己感受到轻松和愉快的情境。此过程也可由照护者引导患者完成。例如,想象自己在环境优美、景色迷人的公园里休息,四周鸟语花香,空气清新,自己心情无比舒畅等。

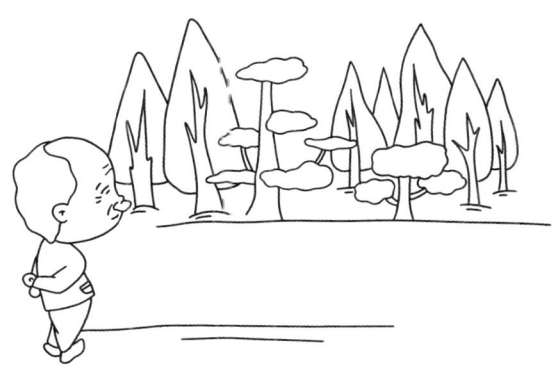

3. 渐进式肌肉放松训练

1）这种方法是自我放松训练当中最常用、最有效的方法。训练需要在安静的环境中进行。

2）患者保持舒适的姿势，排除杂念，身心保持松弛平静后开始训练。按照由上到下的顺序，依次将身体各部位肌肉用力收紧，持续10秒后放松，仔细体验肌肉紧张和放松的感觉。

3）进行此项训练时可搭配舒缓的音乐并配合渐进式肌肉放松指导语。注意诵读指导语时，语调应柔和、语速缓慢，给予患者足够的时间体验肌肉由紧张到放松的变化。

（五）鼓励参与活动

鼓励患者参与能够提升心情愉悦程度的活动，如散步、听音乐、观看喜爱的电影等。这些活动可以缓解情绪低落。

（六）保持社交联系

帮助患者保持社交联系，与家人、朋友或社区组织保持互动。例如，定期组织家庭聚会或与邻居交谈，帮助他们感到被关注和融入社会。在确保患者安全的前提下，结合患者爱好，鼓励其积极参与集体活动，与他人进行情感交流和游戏互动，如唱歌、做操、跳舞、打麻将、打纸牌等。这些都可以改善患者的情绪、认知功能，以及日常生活能力，对心理调节具有积极作用。

（七）及时寻求医疗帮助

当患者出现以下情况时，照护者需提高警惕，及时带患者就医，寻求专业的医疗帮助。

1）持续的情绪低落，抑郁心境无法缓解。

2）对平时感兴趣的活动丧失兴趣或愉快感。

3）无理由地出现自责或过分的和不恰当的罪恶感。

4）出现了自伤甚至自杀的观念及行为。

5）睡眠减少，睡眠质量降低。

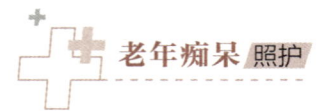

六、当患者反复说同样的话、做同样的事情时怎么办?

痴呆患者记忆力下降,言语功能障碍明显,会出现重复言语、模仿言语等表现。除了由于瞬时记忆能力下降导致的重复言语,压力、焦虑、沮丧、不舒服和害怕也会让患者出现重复言语。患者反复说同样的话、做同样的事情可能让照护者很烦躁,这时应该怎么应对呢?

(一)转变自己的认知

照护者需要明白痴呆患者不是故意反复说同样的话或反复做同一件事情。他们之所以有这样的表现,是因为他们的大脑受损,导致无法记得自己刚刚说过的话或刚刚做过的事。如果照护者对此有清楚的认知,可能会更好地管理自己的情绪,慢慢地变得更有耐心,与患者之间的交流也会更加顺畅。

(二)以情感回应而不是言语

当患者开始一遍又一遍地重复某些话或者某些动作时,照护者可以先尝试猜一下是什么原因导致他们出现了这种行为。例如,如果您感觉他目前可能有焦虑情绪,那么可以给他一个拥抱或者握握手,一些肢体上的回应可以帮助缓解痴呆患者的焦虑情绪。

（三）对患者的感受和认知表示认同

当患者在说什么或感受到什么时，请积极地倾听，以支持的方式回应他们。照护者的任务不是让患者重新面对现实或者反驳他们对事物扭曲的看法，而是承认他们的观点，并温和地消除他们可能正在经历的任何焦虑或不适。例如，如果患者认为草是蓝色的，可以试着去同意这种说法，而不是争辩草实际上是绿色的。请尽量避免生活中的争吵，适当让步。

（四）保持语言的简洁性

在和痴呆患者交谈时，语言尽可能简洁明确。一方面，简洁的语言容易让患者理解；另一方面，当照护者不得不多次重复交谈的内容时，简洁明确的话语可以帮助节省很多时间和精力，减少照护者和患者双方的不良情绪。

（五）用其他活动分散患者注意力

1）有时候，如果想让痴呆患者停止重复提问，可以尝试转移话题。例如，可以问患者一些简单的问题，让他们去思考一些别的事情，如"今天天气是不是很好？"照护者也可以试着用他们感兴趣的事物去分散他们的注意力。

2）这种方法的重点是，为患者提供各种其他可以做的事情来替代他们之前重复提问的话题，同时最好让患者完全参与到这些事情中来。例如，可以给患者提供他们喜欢的小吃或饮料。再或者，可以让他们帮忙做一些他们还能做到的简单事情，如叠衣服等，还可以让他们做手工艺术品、看怀旧电影或电视节目、听喜欢的音乐、浏览相册等。

3）如果选择和患者一起浏览相册，请尽量不要选择最近的照片，因为痴呆患者的近期记忆相较远期记忆差得多，向他们展示他们不记得的照片容易使他们有更强的挫败感。但是，由于远期记忆在整个病程中能够保持完整的时间更长，所以旧照片往往是一个更好的选择。

4）经常不断听到同样的问题时，无论谁都会有失去耐心的时候，所以请照护者不要苛责自己，也不要斥责患者。当感觉自己快失去耐心时，可以尝试离开房间短暂地回避一下，或者出去呼吸一下新鲜空气、听一听喜欢的音乐，等调整好自己的情绪后再来处理患者的情绪。

七、当患者认为配偶对自己不忠时怎么办?

嫉妒妄想是指患者总是怀疑配偶对自己不忠，认为配偶与家里的保姆、邻居或其他周围的人有不正当关系，存在出轨想法或行为，但实际上并不存在。

(一) 具体表现

1. 过度关注配偶活动

时常翻看配偶的手机信息、跟踪和监视配偶、检查配偶日常生活用品等，以寻找配偶对自己不忠的证据。

2. 猜疑

大部分情况下这些指控完全是虚构的、不存在的，但也存在有些配偶确实曾经有过不忠的情况。患者通常会质疑他们的配偶，并且企图阻止想象中的不忠事件发生，甚至发生攻击行为。

(二) 普适性照护原则

1. 避免争辩和否定

不争辩、不否定，增强患者对照护者的信任感。

2. 倾听和理解

理解患者的情绪，耐心倾听患者诉说的事情，给予及时的安抚，给予患者安全感。

3. 转移注意力
引导患者参加一些感兴趣的活动，转移他们的注意力。

4. 鼓励亲友的陪伴
鼓励配偶及其他亲友陪伴患者，让患者获得家庭支持。

（三）针对性照护措施

1. 识别患者是否产生嫉妒妄想

1）观察患者出现的异常行为，如频繁关注配偶的手机和社交活动，收集一些琐碎细小的佐证（如衣着凌乱、床单有斑点等），情绪变化快、不稳定，坚信配偶对自己不忠等。

2）需要注意的是，尽管大部分情况下患者的猜疑完全是虚构的，但是必要时患者家人还是需要对患者的猜疑进行核实，因为有时伴侣确有不忠行为。

2. 理解患者

1）对患者来说，他们认为自己的猜疑是真实的，因此他们感受到的情绪也是真实的。患者内心是痛苦不安的。

2）向患者提供解释和安慰，但不要挑战或尝试纠正他们的错误信念或错觉。例如，告诉患者："我能理解你现在的心情，也能感受到你的伤心和愤怒，但不管事情到底是怎样的，我们都要先照顾好自己。"

3）与患者进行交流或倾听时，可以增加一些肢体语言，提高患者的舒适感，如眼神交流、说话时手牵着手、对患者的问题做出回应等。

4）在表明理解他们的痛苦，获取患者的信任之后，可以提供一些方便可行的解决方案。例如，让患者和其配偶坐下来，冷静地沟通，提供一些可以证明配偶没有不忠行为的证据。

5）如果照护者就是被患者怀疑的对象，可以寻求第三人的帮助和协调。提供帮助的人应选择患者信任的、关系亲密的人，以提升患者的信任度。被怀疑的照护者请尝试做到：不反驳患者，理解患者，多陪伴患者；若需要外出等，可以提前告知患者自己的去向，以及预计返回的时间，让患者清楚地知晓你的活动，减少患者的疑虑。

3. 转移注意力

1）用患者感兴趣的话题分散注意力。

2）如果转移注意力不能起到明显的作用，试着"顺其自然"，直到患者自己平静下来，或转移到其他话题。

4. 寻求医疗帮助

1）当患者嫉妒妄想症状加重，出现冲动攻击和自伤、自杀行为，可能危害到患者自身或他人的人身及财产安全时，应及时寻求医疗帮助。

2）医生会明确病因，进行全面的身体检查，排除其他身体或精神健康问题的可能性，排除药物不良反应等相关问题。

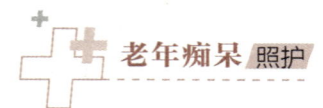

八、当患者说"不想活了"时怎么办？

痴呆患者有时可能会表现出对生活失去兴趣，或说出"不想活了"等带有消极情绪的话，这是他们内心深处痛苦和困惑的体现。他们有可能还会经常说"我拖累了你们""我就是一个罪人""没有我，你们应该会过得更好"等消极的言语，甚至会出现自伤行为或者自杀行为。

（一）普适性照护原则

1. 调整态度

在回应时，保持平静和理解的态度非常重要。请使用温和的语气与患者交流，尽量避免批评或指责。

2. 鼓励表达情感

尽量让患者表达出他们内心的情感，倾听他们的痛苦和困惑。请给予他们合适的时间和空间，让他们感到被理解和接纳。

3. 鼓励参加活动

鼓励患者参加他们力所能及的活动。照护者可以帮助患者参加他们喜欢的活动来提高他们参与的积极性；同时可以帮助患者与家人和朋友交流，提高他们参与日常生活的意愿，比如家务、烹饪烘焙、锻炼和园艺等。

4. 鼓励积极治疗

当他们提到绝望或自杀的想法时,鼓励就医,根据医生指导服用药物;也可以尝试心理疗法,如咨询、认知行为疗法和其他心理疗法来帮助患者缓解消极情绪。

5. 保持规律的生活和活动

确保患者有规律的生活和活动安排。这有助于为患者提供积极的体验和目标感,同时稳定的生活可以增强患者的安全感。

(二)针对性照护措施

1. 若患者有轻生想法

1)如果患者持续出现情绪低落和消极的想法,请寻求专业人士的帮助。医生和心理咨询师可以为患者提供进一步的评估和支持。

2)平时,照护者可以观察患者是否出现了持续的悲伤情绪,以及对什么都提不起兴趣的症状。如果同时出现以下三种及以上的症状,需要高度重视,请及时寻求专业人士的帮助,防止患者出现自伤、自杀行为。

(1)睡眠紊乱或睡眠时间变长。

(2)进食少或暴饮暴食。

(3)身体疼痛。

(4)体重明显增加或减少。

(5)精神运动性兴奋或抑制。

(6)疲劳。

(7)无价值感或过度自责。

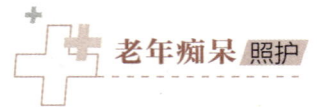

（8）注意力无法集中。

（9）有消极情绪，甚至表露自杀的想法。

（10）向他人打听或查阅自杀的方法，准备自杀的工具和环境。

（11）情绪反常，向亲友交代今后的安排和计划。

（12）近期有应激事件刺激患者。

2. 用药照护

药物请由照护者保管，并放在患者拿不到的地方。服药时，由照护者分配好剂量，监护患者服下，服药后检查口腔，确保患者服下。这样既可以保证患者服药，又可以避免患者藏药或者吞药自杀。

3. 安全的管理

1）患者卧室陈设：简单、方便、适用，无易碎物品，如玻璃等。

2）杜绝危险存在：

（1）家里避免出现钉子等尖锐物品。

（2）给电线、电源插座装上保护装置。

（3）厨房内的刀具最好锁入柜中。

（4）开窗的大小、高度以不能让患者身体翻出为准。

（5）锁好有潜在危险的清洁和家用产品，如洁厕剂和打火机等。

（6）经常检查环境是否存在安全隐患。

3）患者着装。着装以宽松舒适为主，同时请保证患者的衣着无绳索、皮带之类的饰物。

4. 注意薄弱环节

患者尽量不要离开照护者的视线，但在照护者临时有事要忙、午休、晚上睡觉等可能存在照顾不到的情况时，照护者请注意：

1）在离开时，请确保患者有其他人看护。

2）请确保患者已入睡，注意观察有无假睡的情况。

3）可以尝试在家安置警报器，患者下床或开门时会有警报音提醒。

5. 提供社交支持

帮助患者保持社交联系，与家人、朋友或支持团体保持互动。参加社交活动可以提供情感支持并帮助他们感到被关注。

6. 鼓励参与活动和娱乐

寻找患者感兴趣的活动和娱乐方式，如听音乐、看电影、阅读等。这些活动可以提供情感上的满足感和愉悦感，帮助改善情绪。

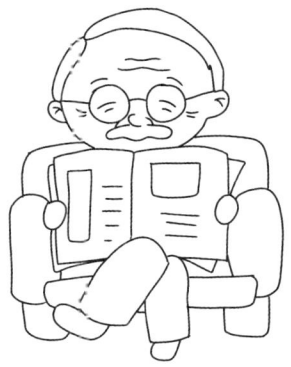

7. 关注身体健康

确保患者得到适当的医疗和健康护理。身体健康情况的改善会对情绪产生积极的影响。

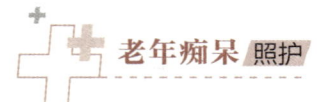

九、当患者出现藏东西、丢东西、囤积东西的情况时怎么办？

痴呆患者不仅容易丢东西，也有可能会藏东西和囤积东西，把家里堆满了垃圾，让家人非常头痛。这也是很多痴呆患者首次就诊的重要原因之一。痴呆患者丢东西、藏东西、囤积东西不是为了故意捣乱、惹家人生气，而是受到疾病的影响。

（一）常见表现

1）由于近期记忆力减退，痴呆患者可能把一些常用物品，如钥匙、钱包等放错或者放在他们认为安全的地方，随后就忘记了放东西的位置，从而导致物品的丢失。

2）痴呆患者藏东西和囤积东西也不是无意义的行为。一些个人物品能让患者记住自己是谁，但是由于认知功能下降，患者可能会将废纸认为是重要的文件，并把它藏起来。

3）藏东西和囤积东西能够满足患者对于拥有一些物品的渴望，还能给他们带来安全感。比如，他们可能因为怕食物不够充足而将食物藏起来。

4）痴呆导致的妄想可能会使患者认为家人或邻居会偷走他们的东西，因此他们会将东西藏起来。

（二）应对措施

藏东西、丢东西和囤积东西确实让照护者烦恼，有什么办法可以避免或者减少患者的此类行为呢？

1）不要直接质问患者将东西放在哪里。痴呆患者很难想起他们藏东西的地点，照护者态度不好或者带有情绪的质问会直接影响患者的情绪。

2）将一些橱柜和房间上锁，限制患者藏东西的地方，并且将贵重物品放在患者接触不到的地方，避免丢失。

3）养成在清空垃圾桶之前检查垃圾桶内容物的习惯。

4）检查床垫底下、沙发垫底下、鞋子里和抽屉里是否有丢失的物品。

5）为了防止丢失，可以将一些必要物品备份，比如钥匙。

6）保持房屋整洁，整洁的房屋能让我们更容易找到丢失的物品。

7）定期清理患者囤积的物品，防止患者过多地囤积物品。在清理囤积物品时，可以给患者留下一点"私藏品"，以防止引起他们紧张或者不满。

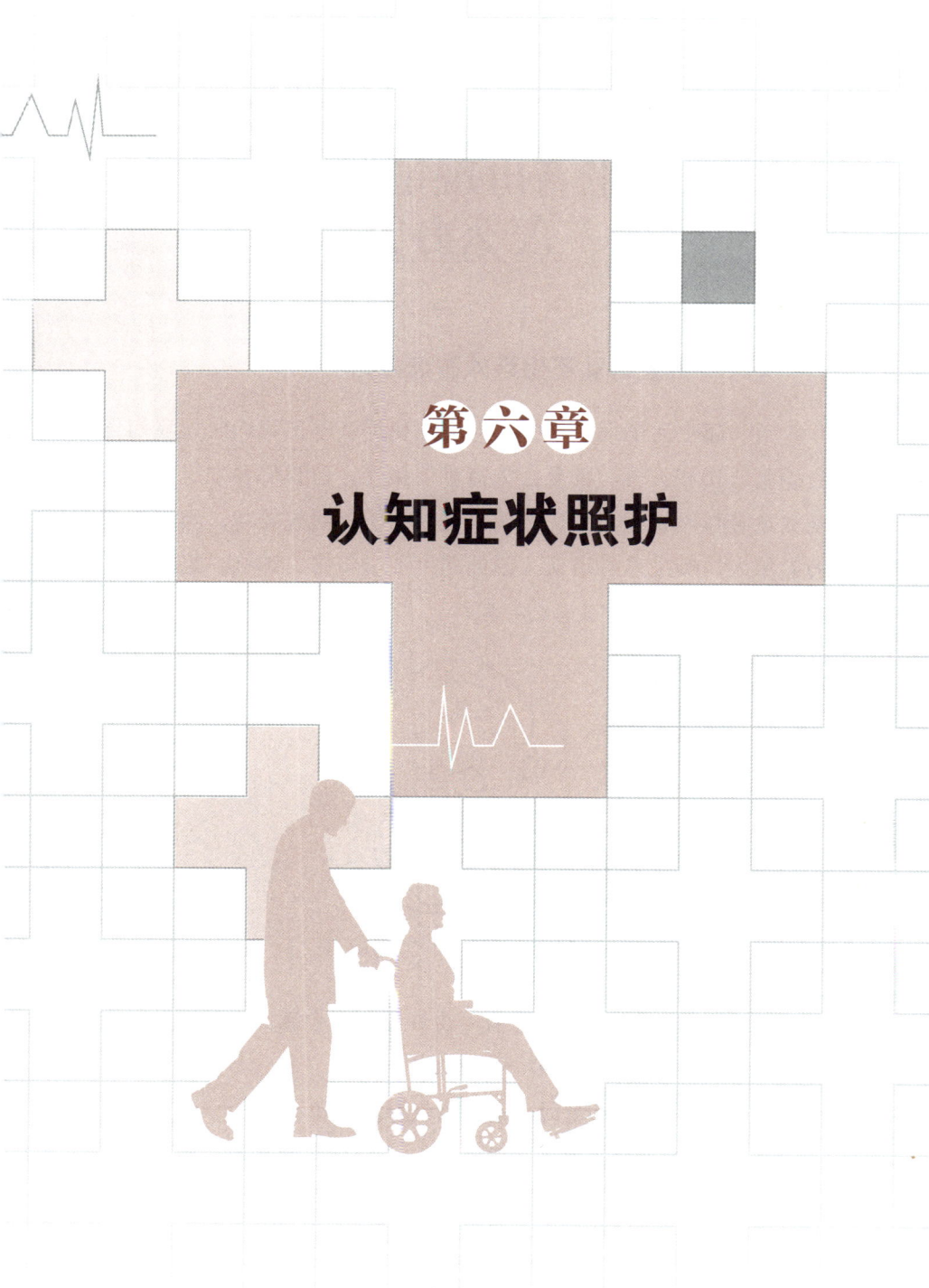

第六章 认知症状照护

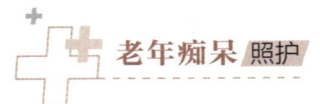

一、当患者出现记忆力下降时怎么办?

(一)当患者认不出亲人时怎么办?

当一起生活了很多年的亲人突然变得认不出我们时,我们肯定会感到悲伤和失落,甚至会觉得难以接受。但我们要知道,他们不是故意装作不认识我们,他们只是生病了。研究发现,相较于健康的老年人,痴呆患者辨认人脸的速度要慢得多。那么,当患者认不出亲人时,照护者应该怎么办呢?

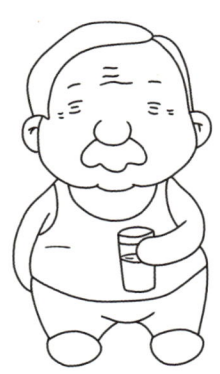

1)面对认不出亲人的患者,也许照护者会感到心烦意乱或者着急,但照护者要理解这本身不是他们的错。

(1)在和患者相处时,请尽量保持温柔和耐心。

(2)和患者聊天时,以温和的方式回应,并且可以将话题引向其他地方。

（3）也可以尝试唱一首对他们有特殊意义的歌曲，或者拿出相册一起浏览亲友的照片。

（4）即便如此，患者也不一定会认得出亲人，但这样的相处方式会让双方更加愉快和轻松。

2）如果患者把照护者认成了其他人。

（1）请不要不断地提醒他，而是顺其自然，引导他们进行回忆，并且借此机会了解更多关于"其他人"的信息。

（2）假如患者将照护者认成了年少时的朋友，可以请他说说那位朋友长什么样子、和朋友一起做过哪些有趣的事。这也是一种很好的认知训练方式。

3）可以温和地提醒患者我们是谁，但是当他们感到困惑时，请不要强求，只要简单地告诉他们我们是谁就足够了。例如，"还记得我吗？我是你的女儿×××。"如果没有得到回应，或者没有得到正确的回应，也不要气馁，我们要时刻记住他们不是故意遗忘我们的，只是因为他们病了。

4）尽管患者因疾病丢失了一些记忆，但照护者可以通过分享自己的回忆来帮助他们。可以告诉他们我们是谁、为什么我们很高兴见到他们，以及我们最近一起做了什么，也可以向他们描述一下曾经喜欢一起去的地方或者我们共同拥有的美好记忆。

（二）当患者有走失风险时怎么办？

痴呆会导致患者失去辨别熟悉的地方的能力。患者经常会对

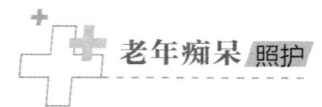

自己所处的地方感到困惑,甚至会迷路。痴呆患者普遍面临迷路问题,而且这可能发生在疾病的任何阶段,后果可能会很严重,甚至可能危及生命。据统计,10位痴呆患者中有6位至少会迷路1次,而且许多患者会反复迷路。

1. 走失原因

1)患者因激越而出现坐立不安及四处乱走的行为,且这种行为可能没有特定目的。

2)患者出现不同程度的空间感知障碍,不能准确找到回家的路及熟悉的建筑。

3)由于认知功能的下降,当他们无法辨别方向时不知道向他人寻求帮助,只会一直漫无目的地行走,以至于最后走失。

2. 应对措施

1)为了避免患者走失,当患者在家时,照护者请锁好门窗,并尽量不要让患者独自在家。外出时,请尽量不要把患者独自留在车内。

2)部分患者可能会因疾病的进展而表现出坐立不安、想要走动或者四处乱走的激越行为。遇到这种情况,照护者可以在白天陪同患者外出散步,并引导其参加一些轻松的户外活动,如打太极。适度的轻体力活动有助于减轻患者的焦虑、激越和不安。

3)减少患者独自外出的机会,降低患者走失的风险。此外,可以告诉周围的人患者可能会走失,当他们看到患者独自一人外出时,请他们立刻联系家属。

4)将患者的基本信息、近期照片等在社区或者公安系统备案,一旦出现患者迷路甚至走失等情况可以立刻寻求帮助。

5）在患者衣兜内放置写有姓名、家庭地址和家人联系方式的卡片，或将以上信息缝在患者的衣服上。

6）有条件的家庭可以给患者佩戴有定位功能的智能电子产品。

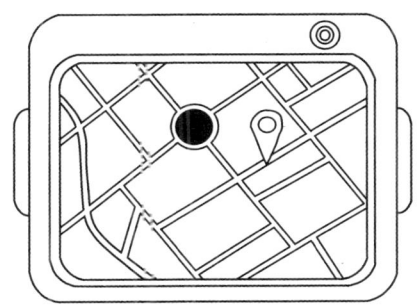

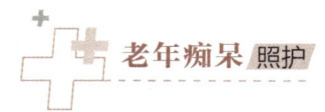

二、当患者出现时间感知问题时怎么办？

（一）当患者不能分辨时间时怎么办？

随着患者认知功能的逐渐下降，大脑中负责推理时间的部分受损，他们可能无法理解时钟的数字或者指针指向所代表的含义，因此无法判断时间。同时，严重的记忆力问题也使他们很容易忘记一日中的时间，经常昼夜颠倒，甚至混淆月份和季节。由于患者可能不会感觉到时间的流逝，他们经常对自己应该做什么、需要去哪里、应该穿什么感到困惑，这种困惑会导致他们出现焦虑、愤怒等情绪。

1. 常见表现

1）睡眠节律紊乱，如经常分不清楚白天和晚上、昼夜节律颠倒、白天睡觉而晚上吵闹。

2）"不合时宜"的行为，如晚上总是在找东西、要外出、要进食等。

2. 应对措施

照护者可以通过改变环境和建立有规律的作息来帮助他们。在疾病的早期，如果患者能认识钟表，可以使用显示数字的时钟或手表帮助患者识别时间。随着疾病的进展，他们可能不认识钟表，这时可以做一个简单的提醒上午、下午、晚上的时钟。除此之外，照护者随时的口头提醒就像是个不定时的小闹钟。以下是一些具体的建议。

1）白天保持室内光线充足。增加日光照射，可以减少患者白天的卧床时间，让他们更能感受到白天和黑夜的交替。

2）白天安排患者适当参加一些活动，如太极拳、八段锦、徒手操等（选择患者喜欢、擅长且安全的运动），消耗患者精力的同时可以起到增强体质的作用，为晚上良好的睡眠打下基础。

3）帮助患者建立有规律的生活习惯。

（1）在房间醒目的位置放置日历和较好识别的挂钟，提醒患者现在的时间，帮助患者建立规律的生活习惯。例如，可以在进食、睡觉、运动的时间点，分别设置闹钟提醒。

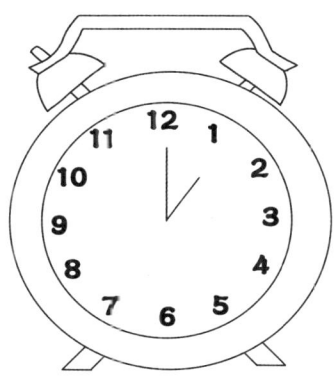

（2）在患者不能识别时间时，照护者要做患者的眼睛及帮手，可以在旁边反复提醒患者现在的时间及该做的事。比如："现在是上午9点，这个时候我们可以出门散步。""现在是中午1点，一般这个时候我们会睡午觉。""现在是晚上，天黑了就该睡觉等。"通过不断地给患者重复，形成一个潜移默化的行为反应。

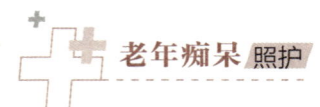

4）请尽量在固定的时间安排患者在安静的环境中入睡。睡前让患者先如厕，减少起夜的次数。

5）如果在晚上该入睡时患者以为是白天，请不要与他们争执，可轻声安慰劝说入睡。

（二）当患者不能分辨季节时怎么办？

随着疾病的进展，痴呆患者的认知功能逐步下降，就像他们分不清白天和黑夜一样，他们也不能准确地辨别四季，导致他们不知道增减衣物，经常穿着与季节不相符的衣物。对于患者不能分辨季节，照护者应该怎么办呢？

1. 对于有部分认知功能的患者

1）可以适当提醒。例如："现在是夏天，夏天天气会比较热，热就会出汗，如果穿得太多会导致中暑。"如果是冬季，可以提醒患者增加衣物，不然容易感冒等。

2）照护者也可以告诉患者穿着打扮要与自己一样，如照护者今天穿了棉衣，那么患者也可以学着穿厚衣服。

3）用图片或卡片来提醒患者增减衣物。例如，可以在显眼的地方贴上太阳的图片，并告诉患者太阳代表气温很高，需要少穿一点；雪花代表气温很低，需要穿厚衣物；笑脸代表温度适宜等。用简单的标识来代表气候，并经常与患者在家练习。

2. 对于认知功能严重下降的患者

由于患者学习能力丧失，需要照护者帮助患者完成穿衣。

三、患者反应变慢了怎么办？

痴呆患者会出现一系列思维、行为缓慢的症状，照护者会感觉患者变得慢吞吞的，不仅不想学习新鲜的事物，甚至连以前擅长的技能都退步了，比如做饭时间延长、味道大不如前，甚至逐渐出现不能独自做饭、清洁、购物等行为。患者常常也会感慨自己老了，不中用了，甚至产生焦虑、抑郁情绪。针对患者反应变慢，照护者应该怎么做呢？

作为患者的照护者，我们需要学会接受，拥有一颗同理心，与患者共情，并积极倾听，一起帮助患者正确处理此时的慌乱。痴呆患者反应变慢不可避免，也不可逆，照护者能做的就是减缓其认知功能下降的速度，尽可能长地保持其生活自理能力。照护者可以尝试以下方法。

（一）记忆疗法

1）通过重温往事，如一起翻看以前的信件、照片，帮助患者回忆以前的经历、年轻时引以为傲的成就，让患者找回自己并树立信心。

2）在家摆放一些患者和家人的旧照片，或患者喜爱和熟悉的东西。

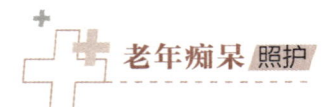

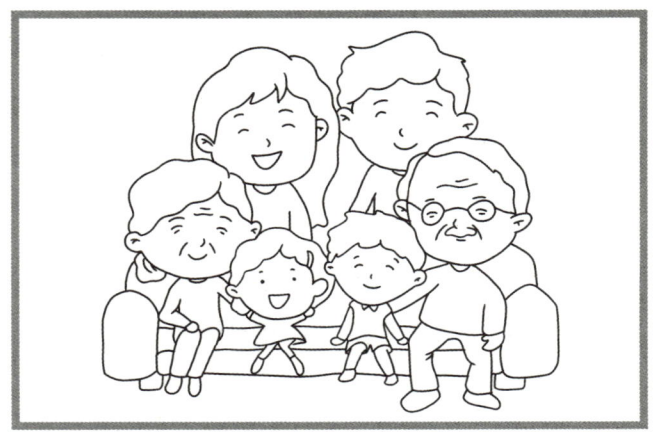

3）让患者多读书，阅读对于预防脑部功能退化是很有效果的。但是，有的患者并不识字，照护者可以读一些他们感兴趣的内容给他们听。

（二）加强交流

1）照护者应做到与患者有效沟通，注意倾听。与患者聊天，让他们感觉不孤单。

2）在沟通中不能明确理解患者的意思时，可以以倾听为主，减少不必要的误会。

3）在沟通中需要照顾患者的情绪，要尊重、理解、充分接纳，而不是应付了事。

（三）加强家庭及社会支持

1）在生活上，可以鼓励患者尽量自己完成力所能及的事情，照护者不要事事包办,起到协助的作用即可。

2)让患者按时起床洗漱、进食、午睡,让他们干一些力所能及的家务活,让患者"记住"自己该干些什么事情。

3)在精神上,周围的人,尤其是配偶和子女要对痴呆患者给予充分的理解、谅解,尽可能给患者创造安静、舒适和熟悉的生活环境。

4)尽量使患者与社会保持接触,防止他们处于孤独、封闭的状态,尽可能多地让患者参加一些适合他们的社交活动。

(四)给予支持

1)及时给予鼓励与肯定,以增强患者的信心。当患者完成一件事情时,及时给予良性鼓励,而不是消极的否定。

2)即使有错也不纠正,可以说"啊,这个方法也行!"在没有危险的范围内采取放任、支持的态度,可安定患者的情绪。如果确实需要纠正时,可采用"这个方法你觉得如何呢?"的说法,并亲自示范做一遍。

(五)个体化护理

1)患者本身因疾病会出现一系列听觉、视觉、表达能力下降的情况,沟通交流、处理日常事务的能力均有减退。照护者请尽量避免提及患者发生的改变。

2)请充分了解患者的喜好,投其所好,制定适合患者的照护流程。

3）对于情绪易波动的患者，可以推荐其参加一些轻松、简单、无竞争性的活动，增强患者的信心。

4）对于性格孤僻的患者，鼓励并陪伴其参加集体活动，如家庭聚会、社区活动等，在此过程中满足患者的合理需求，让患者感觉到被重视。

四、患者记不住事、丢三落四怎么办？

近期记忆力障碍是痴呆患者最明显的症状，早期表现为患者记不住事、用过的物品随手就忘，并且总是遗失物品、丢三落四，生活自理能力逐步下降。例如，他们可能将手机放在冰箱里、水杯放在橱柜里，而厨房的东西放在卧室里。那么照护者遇到这种情况应该如何应对呢？

（一）普适性照护原则

1）使用记忆辅助工具。
2）将家里的东西放在固定的位置，并在显眼处贴上提示。
3）向他人寻求帮助。

（二）针对性照护措施

1. 使用记忆辅助工具

1）制定时间表，帮助患者形成固定的行为习惯。
2）给患者设置小闹钟，提醒他什么时候该做什么事情，如进食、锻炼、吃药和睡觉等事项。
3）为患者准备一个记事本，帮助他们将一些重要的事务记录下来，当他们想不起来时可以作为提醒。

2. 将家里的东西放在固定的位置，并在显眼处贴上提示

1）将家里的物品或者患者常用的物品固定摆放，并在上面贴上写有物品名称和使用方法的小纸条。

2）在家里显眼的地方写上提示语或者提示图片，如人走灯灭、关水关火等。这些提示语或者提示图片可以起到提示的作用。

3. 向他人寻求帮助

将监护人的电话或者物业求助电话写在显眼的地方，告诉患者有问题时可以拨打电话寻求帮助，并帮患者设定一键报警及紧急呼叫的功能。平时可以在家帮助患者做这方面的训练，以备不时之需。

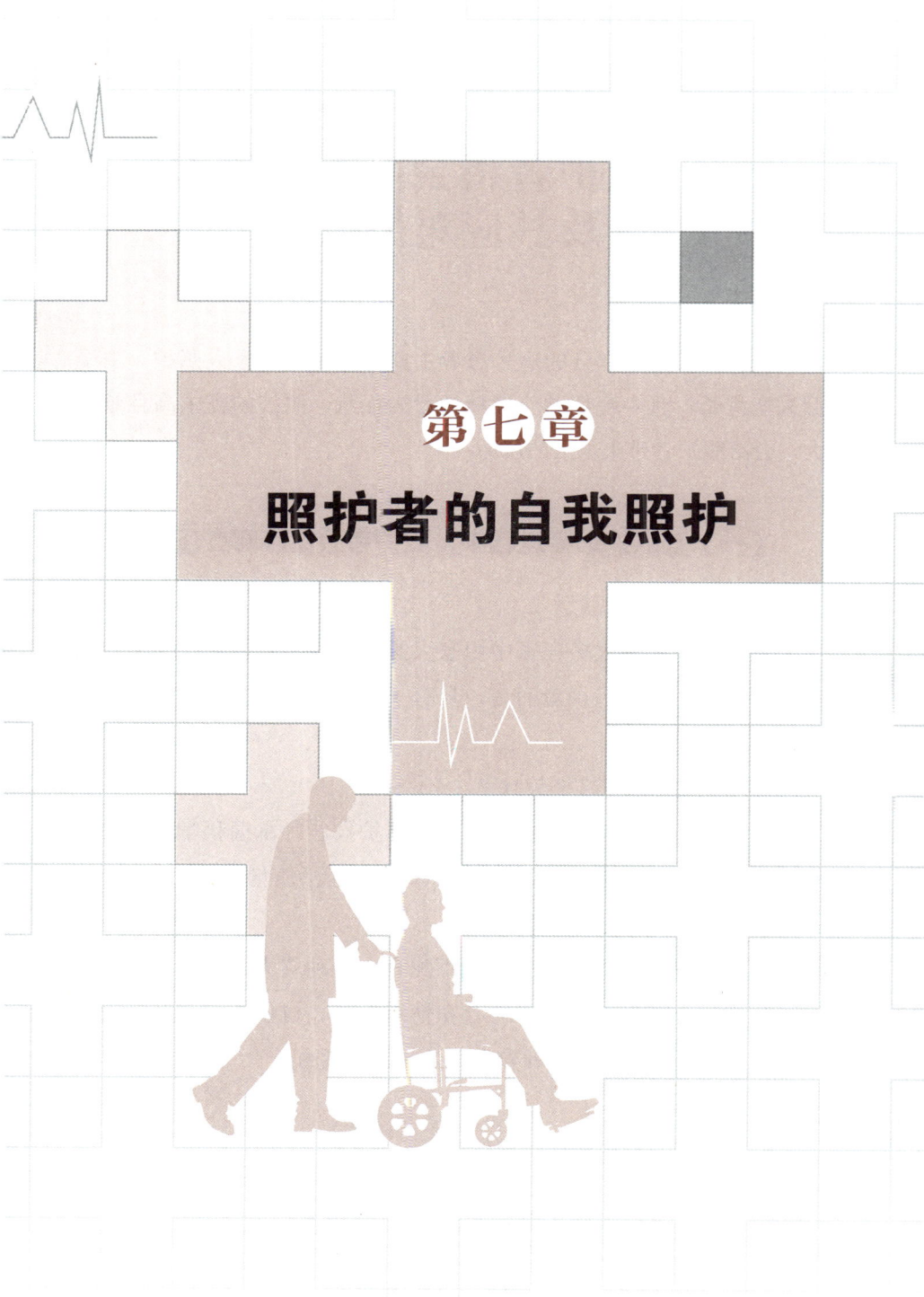

第七章
照护者的自我照护

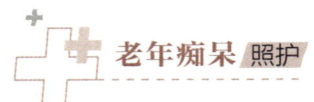

一、照护者将会面临的压力及其应对措施

在我国,绝大部分的痴呆患者主要是在家中由家人照护。由于痴呆病程长,且中晚期常伴发精神行为症状,照护的需求高且难度大,会给照护者带来很大的压力。

(一)在照护患者过程中,照护者会面临哪些压力?

1. 疾病相关知识缺乏

我国痴呆患者大多在家中由家人照护,照护者多缺乏痴呆的相关专业知识。对于照护者而言,只有了解疾病的相关知识,才能更好地照护患者。

2. 日常生活照护技能欠缺

照护者往往缺乏针对痴呆患者的照护技能。掌握科学的照护方法,有利于患者康复,提高患者和照护者的生活质量。

3. 异常行为应对能力差

痴呆患者易走失,可能出现不配合、冲动骂人、打人、损坏物品、攻击他人的行为,还可能存在情绪低落、自伤或自杀等情况。照护者需要提高对痴呆患者异常行为的应对能力。

4. 心理负担重

照护者容易出现焦虑、抑郁症状。

5. 睡眠质量差

痴呆患者可能出现各种睡眠障碍，从而影响照护者的睡眠质量。照护者需注意调整自身睡眠质量，在照护患者的同时避免影响自身健康。

6. 家庭经济负担重

罹患痴呆会增加家庭经济负担，且照护者因为需要全天候照顾患者而不能工作，更加重了家庭的经济负担。

7. 自我价值感低下

照护者虽然付出了巨大的努力照顾患者，但是患者却没有好转，反而随着时间的推移病情逐渐加重。这会严重降低照护者的自我价值感和自我效能感。

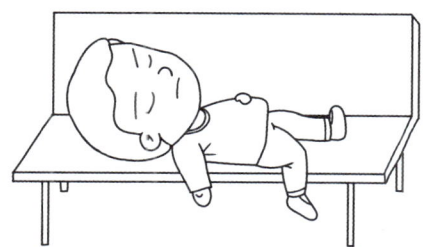

（二）照护者十大压力症状

1. 否认

照护者常常会否认患者的疾病及疾病对患者的影响。

2. 愤怒或沮丧

照护者常常会对痴呆患者感到愤怒，或者对他们患病前能够做而患病后无法做到某事的状态感到沮丧。

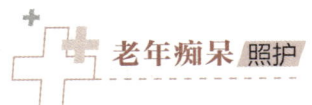

3. 焦虑
照护者因需长期照护患者而对未来的生活充满焦虑。

4. 抑郁
长期照护患者会影响照护者的精神状态，甚至导致照护者出现抑郁症状。

5. 疲惫
照护者疲于应对对患者的照护，常常因无法达成目标而疲惫不堪。

6. 失眠
因担忧患者状态，以及晚上需要照顾患者，照护者常出现失眠症状。

7. 缺乏社交
照护者因需要全天候照护患者而无法参与到正常的社交活动中。

8. 情绪不稳定
照护者导致照护者情绪剧烈变化，表现出易怒等情绪。

9. 注意力不集中
因长期照护患者，照护者无法集中注意力完成日常熟悉的事情。

10. 健康问题
因长期照护患者，照护者身心健康状态变差。

（三）照护者应该如何应对压力？

1. 了解痴呆的相关知识和照护策略
尽可能多地了解痴呆及其照护策略，为照护患者做好准备。了解疾病的发生和发展将有助于理解和适应后续生活的改变。

2. 接受照护技能教育

随着患者疾病的发展,照护者有必要学习新的照护技能。同时,与其他照护者交流应对疾病的经验,也会对照护患者有所帮助。

3. 了解社区资源

了解社区的相应资源,如社区医院及其提供的服务。如果经常出现各种压力症状的迹象,请及时咨询医生,忽视症状可能会导致身心健康问题。

4. 现实地看待疾病

照护者要现实地看待痴呆及该病随着时间推移对患者产生的影响。一旦接受了现实,就更容易调整自身的期望。

5. 现实地看待自己

实事求是地看待自己可以做到的事情,对做不到的事情,及时寻求帮助。

6. 积极运动

多种形式的运动都有助于减轻压力,提高整体健康水平。即使每日运动 10 分钟也会有所帮助,如散步、跳舞或园艺。

7. 使用放松技巧

有几种简单的放松技巧可以帮助缓解压力,多尝试,找到最适合自己的方法。放松技巧包括冥想练习、深呼吸练习(减缓呼吸,专注于深呼吸)、渐进性肌肉放松(收紧肌肉,然后放松每个肌肉群,从身体的一端开始,向另一端推进)等。

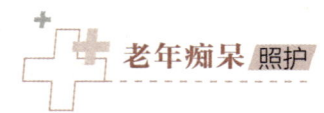

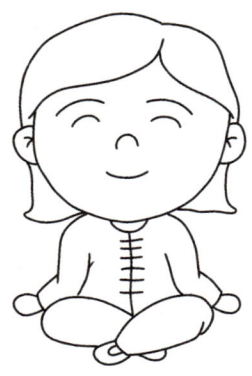

8. 接受自己的感受

照护痴呆患者会有很多复杂的感受。在照护患者的过程中,可能会产生满足、愤怒、内疚、快乐、悲伤、尴尬、害怕和无助等各种情绪。这些情绪可能会让人感到难受、不适,但这都是正常的现象。

9. 与他人分享信息和感受

与家人和朋友分享关于痴呆的知识将有助于他们了解正在发生的事情,从而愿意为你提供帮助和支持。同时,分享自己的感受也很重要,找一个能使自己放松的人说出自己的感受,也助于缓解压力。

10. 保持积极向上的态度

照护者的态度会影响其自身的感受,试着去看事物积极的一面,例如,关注患者能做什么,而不是不能做什么,会让照护变得更轻松容易,努力让每一天都有意义。

11. 照顾好自己

个人健康很重要,不要忽视自我健康的照护。合理膳食、定期锻炼、找到放松的方法、得到足够的休息都很有效。每隔一段时间，照护者可以请亲人、朋友，或者专业机构帮忙短期照顾一下患者，自己去放松一下，做点想做的事情，让自己得到恢复。照护者也需要花时间保持兴趣和爱好，与朋友和家人保持联系，这样就不会感到孤独。这些事情会给照护者带来继续照护患者的力量。

12. 寻求帮助和支持

如果压力变得无法承受，照护者需要及时寻求帮助。寻求帮助并不是照护不周的表现。当照护者不能单独照护痴呆患者时，可以向家人和朋友求助，也可以寻找专业机构的帮助。

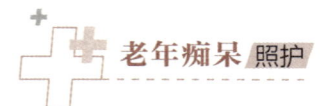

二、当照护者出现抑郁、焦虑时该怎么办？

痴呆病程长，患者在疾病中晚期出现失能，常常无法完成穿衣、进食、洗澡等日常活动，这时候往往需要照护者的照顾。此外，部分患者可能会出现精神行为症状，如打人、骂人、晚上游走等，更加大了照护者的照护负担。因此，照护者在照护痴呆患者时，可能会面临很大的压力和负面情绪，感到无力、无望和悲伤。研究显示，大约1/5的照护者无法有效地处理这些负面情绪。当负面情绪积聚过多时，照护者可能会出现消极的想法，甚至对生活失去希望。那么，应该如何及时发现并处理这些情绪呢？

（一）评估、识别自身情绪

1. 抑郁的识别

如有以下症状，照护者需要关注自己的负面情绪，如抑郁等。

1）持续的情绪低落。在一日内大多数时间心情不好，尤其是在早晨；脾气变得很暴躁，即使是小事也容易激动和生气。

2）无价值感和负罪感。常常觉得自己什么都不是、没有价值，经常产生"我很失败""我没有用"的想法，或对过去自己的行为感到内疚和自责。

3）绝望感。对生活失去希望，觉得一切都没有变好的可能性，未来充满了黑暗和困难。

4）出现自杀、自残的想法。出现不如一死了之的念头，或想伤害自己。

5）睡眠障碍。睡眠出现问题，可能会出现失眠（难以入睡或频繁醒来）、睡眠过多或睡眠不深的情况。

6）疲劳乏力。感到持续的疲倦和乏力，即使休息后也无法恢复精力。

7）对事物失去兴趣。对以前感兴趣的活动、爱好或社交互动失去兴趣，无法从中获得乐趣或满足感，觉得做什么事情都没意思。

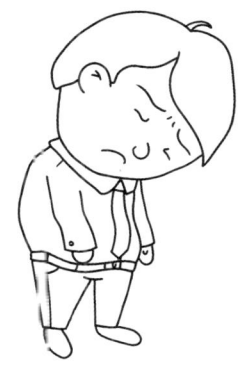

8）思维迟缓、注意力不集中。难以集中注意力，如在阅读报纸或者看电视的时候也无法集中注意力；思维散漫，记忆力下降，容易忘事或把事情弄混。

9）食欲、体重改变。食欲出现明显的变化，可能导致胃口不好或吃得过多，引发体重下降或增加。

10）躯体症状。可能出现身体上的不适，如头痛、胃痛、肌肉酸痛等，即使接受治疗后这些不适也没有好转。

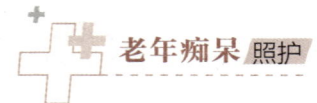

2. 焦虑的识别

当出现以下症状时,照护者需要关注自己的负面情绪,如焦虑等。

1）过度担心。

（1）在日常生活中常感到惴惴不安,过分担心各种不同的事情,如家人出门未归就担心是不是出了意外。

（2）经常担心未来可能发生的、难以预料的某种危险或不幸,并且这种担心和焦虑难以控制。

2）坐立不安。通常表现为难以安静落座、不停地来回走动、无目的小动作多。有时候可能会捶胸顿足,感觉头、颈、身体发紧、僵硬、无法放松等。

3）易疲劳。经常感到疲劳、无力或身体乏力。

4）注意力困难。难以集中精力或容易分心。

5）易激惹。很容易烦恼和急躁。

6）肌肉紧张。主要表现为感觉身体上一处或多处肌肉不舒服,严重时有肌肉酸痛。不舒服的部位通常为胸部、颈部及肩背部,紧张性头痛也很常见,有的可能出现肢体震颤,甚至语音发颤。

7）睡眠障碍。入睡困难、睡眠浅或持续醒来,导致睡眠质量下降。

（二）照护者应该如何应对抑郁与焦虑?

1. 提高自我效能感,寻找自我价值

1）接受情感支持。与其他照护者、支持小组或专业人士建立联

系，分享自己的经历和情感。通过与他人交流，得到理解和支持，可以增强自信心和自我效能感。

2）学习相关知识。了解痴呆的特点、病程和照护技巧。通过学习，照护者可以对该病有更好的理解，并学会应对策略，有利于日常的照护。

3）重视个人需求。照护者需要关注自己的身心健康和个人需求。合理安排休息和锻炼，进行放松活动，重视自我关爱，有助于提高自我效能感。

4）认识自己的价值。意识到自己的付出和努力对患者及家庭的重要性；认识到自己在提供关爱和支持方面有价值，肯定自己的价值，每日回顾自己在照护过程中的价值和积极影响。

5）扩展角色认同。照护者不仅仅是照护者，还具有家人、朋友、爱人等多个身份。意识到自己在其他角色中的价值和影响，有助于提高自我价值感。

6）接受帮助。寻求他人的支持和帮助，并学会将事情交给他人。接受他人帮助并不是无能或失败的表现，而是一种明智的决策，可以减轻照护压力。

2. 积极的情绪干预

1）寻找积极的事件。每日花一点时间回顾日常生活，寻找一件积极的事件。这可以是一项小成就、一次愉快的相遇、一次成功的尝试或任何让照护者感到开心的事情。

2）品味积极事件，并将其记录在日记中或告诉他人。当照护者发现了一件积极事件时，停下来专注地品味它。感受事件带给自己的开心、愉悦等积极情绪，并回忆细节。照护者可以选择将这件事件写在日记中，以后想起的时候会带来愉悦的回忆，或者告诉身边的人，分享自己的喜悦。

3）写感恩日记。每日花几分钟的时间，写下自己感激的事物。这可以是特定的人、经历，甚至是个人品质。关注感恩可以改变照护者的视角，增加满足感。

4）每日列出一个自身的优势，并记录最近如何运用了这个优势。认识到自己的个人优势，并思考最近如何运用了这些优势，会加强照护者的自我认知和自信心。

5）每日设定一个可达成的目标，并记录进展。每日设定一个切实可行的目标，与长期目标保持一致。这可以是一个小任务或是大计划的其中一步。记录自己的进展，建立成就感和动力。

6）每日记录一个相对较小的压力因素或挑战，然后重新评估这个压力因素或挑战。这个练习能够培养韧性和乐观精神。

7）每日实践一次小的善举。这个善举可以是帮助需要帮助的人、给予赞美或者自愿参与志愿活动。善举不仅有益于他人，也会增强自己的幸福感。

8）正念。每日留出一段时间来进行正念练习。例如，可以进行 10 分钟的呼吸练习，专注地感受呼吸的感觉。此外，在日常生活中，通过有意识地关注自己的体验，完全沉浸在当下的时刻中，也可以实践正念。

3.改善生活方式和保持良好的心态

1）养成良好的睡眠习惯。维持规律作息，就寝前不要吸烟、喝茶和饮酒，也不要长时间使用发光设备（如智能手机、计算机及电视）。

2）规律运动。进行规律运动，尤其是有氧运动，如快走、慢跑、骑车、游泳等（根据自己的身体状况和运动能力选择运动方式，以安全为主）。

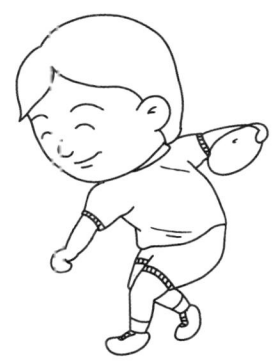

3）自我关怀，保持乐观的心态。重视自己的身心健康，给自己安排休息时间，进行放松活动，并寻找自己的爱好。确保自己的需求得到满足，这样才能更好地照护他人。及时调节自己，不要让负面情绪诱发抑郁、焦虑症状。不要因为作为痴呆患者家属而感到羞愧、难堪，尽量减少负面情绪的产生。

4）幻想和憧憬未来。比如幻想自己躺在阳光普照的沙滩上，伴着徐徐吹拂的海风。通过想象让自己放松且心情愉悦。

5）向他人倾诉，寻求社会支持。接受现实并寻找支持。首先，自己要从心里接受家人患病的现实，并向医生、护理人员或专家咨询，获取相关信息和支持。积极寻找照护资源，如痴呆支持服务、白天照护中心等。这些资源可以提供短期的照护服务，这样照护者可以获得短期休息，恢复精力和调适情绪。

6）拓宽兴趣、转移情绪。培养一个自己的兴趣或者做一些自己感兴趣的事情，如阅读、运动，可以有效转移负面情绪。

4. 积极就医

当照护者出现上述抑郁或者焦虑的症状，而以上方法又不能让症状得到缓解时，应当积极就医，并且遵从医生的建议。

三、当照护者出现睡眠质量问题时怎么办?

大约一半的痴呆患者有伴发的睡眠障碍,通常表现为白天睡眠增多、晚上不愿入睡,伴有幻觉、妄想、易激惹、焦虑、抑郁情绪等。而患者的睡眠问题会影响照护者的睡眠,导致照护者的作息时间紊乱,睡眠质量受到严重影响,这也是照护者的重要压力来源之一。患者出现睡眠问题的应对措施,在第四章"生活照护"中进行了详细介绍,这里主要介绍如何提高照护者的睡眠质量。

(一)照护者的自我调整

1)首先照护者请调整好自己的心态,理解痴呆患者的特殊性和该疾病的特点,做好心理预期。

2)抓住一切可以休息的时间。例如,白天患者精神不济需要休息的时候,可以在确保患者安全的情况下,与患者一起休息。

(二)睡眠环境干预

1)室内保持适宜的温度,一般冬季为18～22℃,夏季为25℃左右,相对湿度保持在50%～60%。

2)使用自己喜欢的床上用品。

3)可以自然仰卧,双手重叠置于脐上,均匀呼吸,排除杂念,

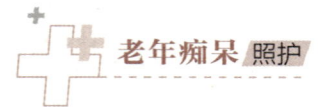

全身放松。

4)尽量将周围噪声降低至自己感觉舒服的程度。

(三)睡眠习惯干预

1)根据睡眠障碍的评估结果和患者的情况,制定针对性的作息时间表,保证患者和照护者都有一个规律的作息。

2)白天的睡眠时间应该控制在1小时以内,下午禁饮咖啡、浓茶等兴奋性饮料。睡前尽量不看容易使情绪波动过大的视频,避免剧烈运动,保持精神放松,避免过于紧张或兴奋。

(四)睡眠行为干预

1)白天可以增加一些活动,让身体消耗体力,帮助晚上睡眠。

2)睡前可以进行适量的活动,以达到放松肌肉的目的。例如,睡前用温度合适的水泡脚,可以帮助放松。

四、照护者在哪些地方可以获得帮助

长期的照护给照护者带来了沉重的负担,不仅使其在生理上产生疲劳,诱发躯体疾病,还容易在精神上产生焦虑、抑郁、紧张等负面情绪。为了提高痴呆患者及其照护者的生活质量,减轻疾病对患者、照护者及社会带来的影响,有哪些资源可以利用呢?

(一)寻找照护资源

可以在自己所在城市的医疗机构或者所在社区寻找照护资源(表7-1)。在我国,每个社区都有社区卫生服务中心,可以去咨询有什么可以利用的资源,如社区是否有白天照护中心,是否可以提供一些上门服务等。痴呆患者家庭可根据自身经济情况、照护需求及痴呆患者的生活自理能力、躯体健康程度、医疗需求等实际情况采取合适的照护方式。

表7-1 照护资源

照护资源	代表形式	特点	适用对象
社区照护	社区卫生服务中心	有居家照护服务团队、痴呆患者白天护理团队及互助团队,提供支持,但是照护服务在人员和内容等方面经常变化(不是所有的社区都有)	病情较轻、生活自理能力下降不太严重的患者

续表 7-1

照护资源	代表形式	特点	适用对象
养老机构照护	公／私立养老院	与社区机构相比，照护团队更加专业，可提供持续照护，避免了经常更换照护者给患者带来的不适应	病情较重、生活自理能力较差的患者
医疗机构照护	医院神经内科、精神科、老年科	专业的医护团队，除了提供照护技能培训和照护指导服务，还提供医疗资源支持，同时与养老机构、社区机构保持紧密联系	病情较重，同时合并严重躯体疾病的患者

（二）寻求专业人士的帮助

当老年人出现记忆力下降明显、情绪低落（出现无价值感、无助无望的想法）、白天或晚上出现一些奇怪的言语或异常的行为，已经严重影响患者本人及家人的生活质量时，请一定要去专业的医疗机构做评估，并向专业人士寻求干预方法。建议先去综合医院或者精神专科医院（老年科门诊、精神科门诊、神经内科门诊等），准确评估后制定干预方案。

参考文献

[1] Livingston G, Huntley J, Sommerlad A, et al. Dementia prevention, intervention, and care: 2020 report of the Lancet Commission[J]. Lancet, 2023, 402(10408): 413-446.

[2] 中国老年保健协会阿尔茨海默病分会（ADC）指南小组. 中国阿尔茨海默病痴呆诊疗指南（2020年版）[J]. 中华老年医学杂志, 2021, 40（3）: 269-283.

[3] PINK J, JO'BRIEN J, ROBINSON L, 等. 痴呆：评估、管理和支持：NICE指南更新概要[J]. 英国医学杂志（中文版）, 2019, 22（5）: 283-289.

[4] Jia L, Quan M, Fu Y, et al. Dementia in China: epidemiology, clinical management, and research advances[J]. Lancet Neurol, 2020, 19(1): 81-92.

[5] Lee J S, Kim G H, Kim H J, et al. Clinical practice guideline for dementia（diagnosis and evaluation）: 2021 revised edition[J]. Dement Neurocogn Disord, 2022, 21(1): 42-44.

[6] Mast B, Levy S A. APA guidlines for the evaluation of dementia:overview and key updates[J]. Innov Aging, 2022, 6(Suppl 1): 198-199.

[7] Barbiellini A C, Fayosse A, Dumurgier J, et al. Association between age at diabetes onset and subsequent risk of dementia[J]. JAMA, 2021, 325(16): 1640-1649.

[8] Fazio S, Pace D, Maslow K, et al. Alzheimer's association dementia care practice recommendations[J]. Gerontologist, 2018, 58(Suppl 1): S1-S9.